DR. MIGUEL DE LA PEÑA

¡NO FUMO MÁS!

DR. MIGUEL DE LA PEÑA

¡NO FUMO MÁS!

Un nuevo y definitivo método
para liberarte del tabaco

temas'de hoy.

Colección: Vivir Mejor

Paseo de Recoletos, 4. 28001 Madrid
www.temasdehoy.es
Diseño de colección: Pep Carrió y Sonia Sánchez
Diseño de cubierta: Luis Sanz Cantero
Ilustración de cubierta: Ángel de Pedro
Ilustraciones de interior: José Miguel de la Peña Iglesias
Primera edición: junio de 2002
ISBN: 84-8460-216-8
Depósito legal: M-23.174-2002
Compuesto en J. A. Diseño Editorial, S. L.
Impreso en Lavel, S. A.
Printed in Spain–Impreso en España

ÍNDICE

A Raquel, que me hace feliz cada día,
y a Manuela, que ya me hizo feliz antes de nacer.

AGRADECIMIENTOS

Mi agradecimiento a Jaime González, experto psicólogo, por sus aportaciones al libro, y a todo el equipo TABACOUT.

ESTE LIBRO TE CAMBIARÁ LA VIDA

• *Si quieres dejar de fumar*, necesitas un plan de apoyo. ¡No lo intentes sin ayuda! Este libro reforzará tus puntos débiles y te ayudará a desenganchar la mente.

• *Si eres fumador*, es decir, padeces tabaquismo, y quieres dejarlo pero no encuentras el mejor momento; o si ya lo intentaste antes, no te preocupes: este libro te permitirá no sólo tomar la decisión ahora y para siempre, sino DISFRUTAR dejando el cigarro.

• *Si eres familiar de fumador* y estás harto de «machacarle» sin éxito para que deje de fumar, necesitas hacer algo tan constructivo y útil como regalarle este libro. Son muchos los que afirman que han dejado de fumar por la insistencia de alguien cercano.

• *Si eres ex fumador* y ya estás desenganchado de la nicotina, ¡enhorabuena! Como sabes, aún te queda librarte de la adicción psicológica y social, así que lee este libro porque te ayudará a reforzar tu decisión, a disfrutar del aire puro y a evitar las recaídas.

• *Si fumas y no piensas dejarlo*, y quieres conocer por qué lo haces y cómo funciona el tabaco en tu mente, este libro te lo enseñará.

PRÓLOGO

¡Hola fumador!

Tú, que intentas dejar de fumar, eres para mí un héroe, o una heroína; un David contra varios Goliats.

Posiblemente empezaste a fumar por imitación, pensando que eras más hombre o creyéndote más seductora. Y sin darte cuenta te hiciste adicto a la nicotina y comenzaste a fumar de forma regular, uno tras otro.

Más tarde le encontraste el gustillo a eso de «quitarte el mono» fumando y, además, como lo hace tanta gente, pensabas que no podía ser tan malo. Desde entonces padeces una enfermedad crónica adictiva llamada «tabaquismo».

Y así van pasando los días, los meses y los años. A veces piensas en dejarlo, pero te da miedo intentarlo y lo pospones para mejor ocasión. Mientras tanto el tabaco te va quitando salud, energía, imagen... VIDA, en una palabra. Y para colmo te cuesta un dineral, que pagas gustosamente a las tabacaleras y al Estado, mientras te resignas con falsos pensamientos del tipo: «¡Qué más da! Al fin y al cabo de algo hay que morir.»

Como ves, son muchos los rivales y por ello no resulta nada fácil dejar de fumar. Sin embargo, con este libro aprenderás a disfrutar siendo un ex fumador.

I TU MOTIVACIÓN: ¿POR QUÉ DEJAR DE FUMAR?

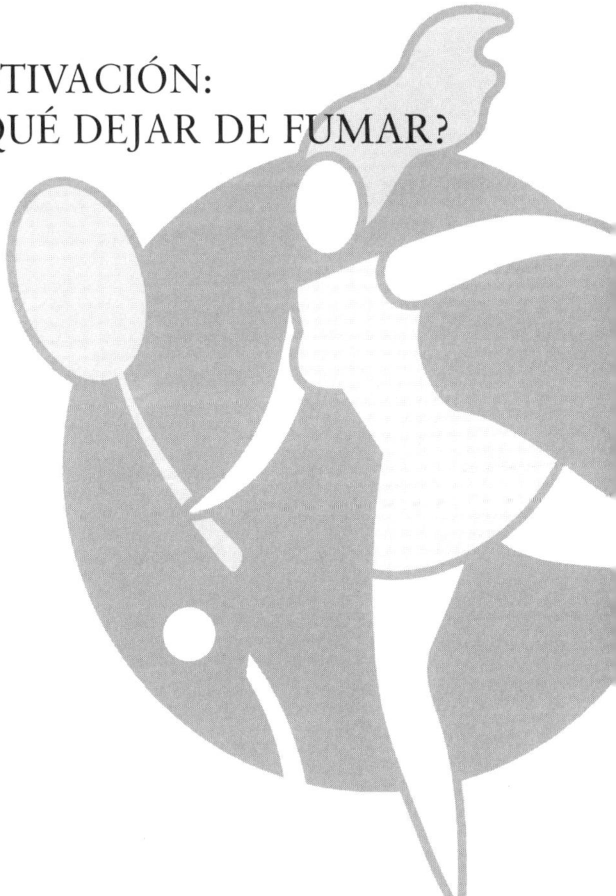

«¡Se acabó, ya no fumo más, basta de tabaco! De hoy no pasa, termino este paquete y adiós para siempre, tengo los pulmones hechos polvo, mañana es el último día que fumo, soy el único que sigue haciéndolo, el fin de semana me despido, no quiero intoxicar más a los niños, veo absurdo esto de fumar, cuando termine este proyecto lo dejo, fumar es de tontos, voy a empezar a concienciarme, lo hablaré con mi pareja, no tiro más dinero en tabaco, me lo tengo que pensar un poco, si no lo dejo es porque NO quiero, siempre hay tiempo de hacerlo, no estoy lo suficientemente preparado, el abuelo Paco fumó hasta los 83 años y no le pasó nada, en verano es más fácil, seguro que recaigo, no es el mejor momento, si es que a mí me gusta fumar, voy a seguir fumando, total para un placer que tengo, yo disfruto con el pitillo, y además de algo hay que morirse, fumar me relaja y a mí no me sienta tan mal como a otros, anda saca el mechero y dame fuego...

¡Basta ya de buscar razones para dejar de fumar!

¿Por qué no intentas buscar razones para seguir fumando?

Todos coincidimos en afirmar que FUMAR ES UNA AGRESIÓN CONTRA NUESTRO CUERPO. Y, si lo pensamos fríamente, resulta irracional: primero lo agredimos y luego buscamos argumentos para dejar de hacerlo. Parece increíble cómo justificamos y toleramos nuestra adicción sólo porque la padecen también otras muchas personas a nuestro alrededor.

El único lugar en que el *éxito* se encuentra antes que el *trabajo* es en el diccionario.

El trabajo que vamos a realizar para dejar de fumar es sencillo. Se trata de trabajar con el hemisferio derecho de tu cerebro, generando imágenes, emociones y sensaciones nuevas y positivas como no fumador. Con el hemisferio izquierdo, racional y lógico, es difícil obtener éxito, pues ¿acaso fumar tiene algo de racional?

Mientras lees este libro, dedica tiempo a planificar qué tratamiento vas a seguir. Imagínate ya en situaciones habituales, feliz y sin cigarro, disfrutando de cada momento sin ninguna atadura. El destino final es una persona como tú, pero libre de la adicción al tabaco. O sea, *mucho mejor*.

Si no conoces el rumbo, ningún viento te será favorable.

Comprobarás que dejar de fumar es mucho más fácil de lo que crees y en el transcurso de este proceso de abandono te irás sintiendo cada vez mejor.

> Pocas experiencias son tan gratificantes como abandonar el tabaquismo. Disfruta dejándolo; relájate y líbrate del cigarro.

Aunque dejar de fumar parece un cambio pequeño, con el tiempo se revela de gran trascendencia. Es como cruzar el Atlántico y marcar el rumbo unos grados arriba o abajo; el primer día ni se nota, pero al final uno puede encontrarse en Groenlandia o en el Caribe.

LAS TRES CADENAS QUE TE ATAN AL CIGARRO

Supongo que, como la mayoría de los fumadores, has pensado dejarlo alguna vez o lo has intentado sin éxito, y te habrás preguntado por qué no lo conseguiste. En los resultados de varias encuestas realizadas, se ha confirmado que el 82 por ciento de los fumadores desean dejar de fumar. Entonces, ¿por qué no lo logran?, ¿por qué siguen consumiendo un producto en cuyo envase se advierte que mata?

Con el método TABACOUT hemos ayudado a más de 1.000 fumadores a abandonar la adicción. Se trata de un método único y completo, basado en romper la triple adicción al tabaco, es decir, las TRES POTENTES CADENAS que atan al fumador a un cigarro, y que son las siguientes:

La primera, la más fuerte, es la *dependencia física* a la nicotina. El fumador sin su dosis habitual resulta una persona incompleta, irritable, incapaz de concentrarse.

La segunda cadena, más sutil, es la *dependencia psicológica*, que consiste en atribuir propiedades falsas al tabaco: «Fumar es un placer, fumar me relaja.» Temes echarlo de menos y no encontrarte a gusto, pero convéncete: el cigarrillo sólo es una droga adictiva; engancha a los más inteligentes.

Y, la tercera, la formamos todos sin querer: es la *dependencia social*. Más del 60 por ciento de los pitillos se fuman en grupo, en momentos de compañía y ocio. Ofrecer tabaco es brindar amistad, como si dijéramos: «Toma un pitillo y disfrutemos juntos.»

Todos sabemos que el tabaco no sólo no aporta nada, sino que nos roba lo que tenemos: salud —propia y ajena—, autoestima, energía, dinero... Y, hoy en día, nos arrebata incluso nuestra buena imagen social. No te encadenes a un problema; en estas páginas tienes mi ayuda para, por fin, desligarte de él de por vida. Tu plan va a tener éxito porque nos vamos a enfrentar juntos a la dependencia física, psicológica y social que te causa el tabaco.

Para empezar, y como somos animales lingüísticos, lee atentamente lo que sigue:

«No, gracias, no fumo.»

Ahora repítelo en voz alta:

«No, gracias, no fumo.»

A continuación, díselo a alguien que se encuentre cerca:

«No, gracias, no fumo.»

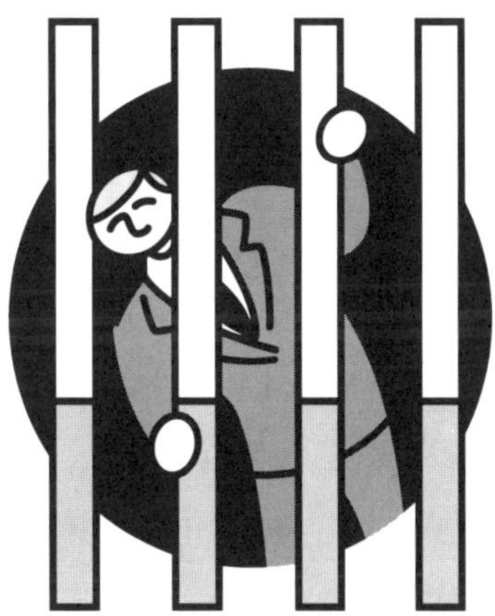

¿Cómo te suena? Raro, ¿verdad? Pues continúa diciéndolo en todo momento y ve acostumbrándote a tu expresión favorita. Enhorabuena, ya has abierto la primera puerta.

Además de decir «No, gracias, no fumo», has de crearte *imágenes mentales positivas* de ti mismo como persona no fumadora; por ejemplo, la de una sobremesa con café, copa y... ¡feliz sin pitillo! Ya empezarás a sentirte libre por el hecho de no depender de una máquina expendedora de tabaco... Así que, simplemente, *atrévete a planificar tu mente.*

Dejar de fumar es uno de los tres buenos propósitos que uno se hace cada año nuevo para mejorar la salud. Los otros dos son perder peso y realizar algún ejercicio físico.

LA AUTOMOTIVACIÓN ES INSUFICIENTE

Para la mayoría de los fumadores, el intento de dejar de fumar requiere un gran acumulamiento de energías, ya que se imaginan que les va a suponer un esfuerzo enorme. Pues bien, has de saber que resulta mucho más sencillo de lo que parece; tan sólo necesitas un plan y ¡ánimo para seguir adelante! Miles de personas lo logran cada día.

Muchos fumadores que no lo han intentado durante tiempo por sentirse incapaces, cuando lo consiguen suelen preguntarse por qué no lo han dejado antes. Piensa en otros retos de tu vida pasada y comprobarás que lo que hoy te parece una montaña inmensa, mañana pasará a ser una pequeña colina.

No esperes a tener cerca el peligro para tomar la decisión de intentarlo y conseguirlo. Deja de pasarlo mal cuando te quedes sin tabaco, y no creas que esos temores y dependencias que tuviste por la falta del cigarro se mantendrán toda la vida.

> La automotivación es muy importante, pero sola es como un terrón disuelto en agua.

No pierdas el tiempo esperando que llegue ese día en que se te quitarán las ganas de fumar; no sueñes con esa mañana en que te levantarás sin ansia de encender un pitillo. Cuando entraste en el laberinto del tabaquismo, no sabías bien dónde te metías; pero la salida *tienes que buscarla*, ¿o acaso conoces algún laberinto en el que la salida se acerque al aventurero? No seas como aquel que espera hacerse rico y nunca compra lotería. No dejes que pasen los días, uno tras otro, y el tabaco siga su paseo triunfal por tu sensible cuerpo.

El tabaquismo es una enfermedad crónica y, como tal, cada día que pasa es peor.

Si perteneces a ese 82 por ciento de fumadores que desea abandonar el tabaco pero le cuesta, no pienses que lo pasarás fatal. Posiblemente sigas fumando por miedo a la sensación que te domina cuando no recibes tu dosis de nicotina (*refuerzo negativo real*) y porque crees que perderás un placer y un relax (*refuerzo positivo falso*).

Muchas veces te encuentras entre la espada y la pared: aguantas horas sin fumar, pero cuando notas la espada pinchándote en el ombligo, piensas: «Total, si sólo es un cigarrito, qué más me da...»

¿Quieres saber si realmente estás motivado para dejar de fumar? Te animo a que hagas el siguiente test para autoevaluarte:

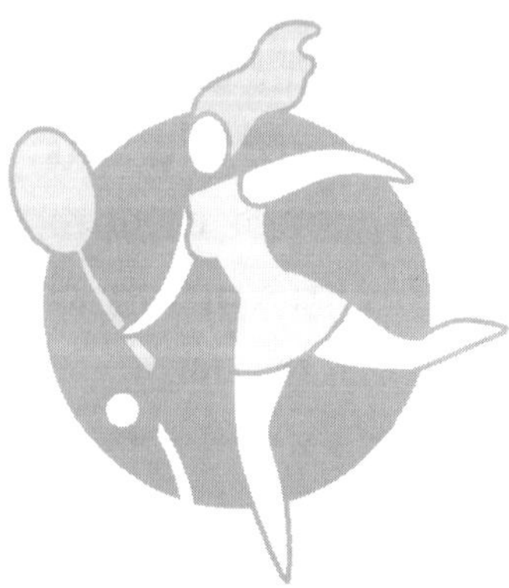

Test de la motivación de Richmond*

Pregunta	Opción	Puntuación
¿Cuánto interés tienes en dejar de fumar?	Ninguno Un poco Bastante Total	0 1 2 3
¿Intentarás dejar de fumar en las próximas 2 semanas?	Seguro que no Puede ser Sí Con todas mis fuerzas	0 1 2 3
¿Te gustaría dejar de fumar si pudieras hacerlo fácilmente?	Sí No	1 0
¿Qué posibilidades tienes de ser no fumador en los próximos 6 meses?	Ninguna Pocas Bastantes Todas	0 1 2 3
	Suma tus puntos:	....

* Richmond, R., «Opening the Window of Opportunity: Encouraging Patients to Stop Smoking», *Heart*, 81: 456-458, 1999.

Resultados

Menos de 6 puntos

Motivación baja: Vuelve a pensártelo y pon en la balanza todo lo negativo del tabaquismo.

De 7 a 9 puntos

Motivación moderada: Ánimo, estás en el buen camino.

10 puntos

Motivación alta: Ya tienes más de la mitad del camino andado. Éxito asegurado.

CINCO MOTIVOS PARA DEJAR DE FUMAR

¿Por qué los fumadores quieren dejar de fumar? En TABACOUT hemos recogido los motivos de más de 1.000 fumadores y los hemos agrupado en cinco apartados.

Léelos y conócete un poco más. ¿Con cuál de ellos te identificas?

1er motivo: quiero mejorar mi salud y mi forma física

Éste es el motivo más citado por todos nuestros encuestados. Es inevitable hablar de la relación del tabaco con las enfermedades que provoca, pero te prometo ser muy breve.

Cuando un fumador ve en la televisión un programa sobre los perjuicios del tabaco para la salud, hace lo siguiente: cambia de canal y se enciende un cigarro. Como quiero que continúes leyendo el libro, voy a dedicar sólo un par de páginas a este asunto, porque tú ya lo conoces y porque no pretendo atemorizarte, sino que dejes de fumar para siempre.

Tú sabes que el tabaquismo es pésimo para la salud

y que *el 96 por ciento de los enfermos con cáncer de pulmón son fumadores.*

En efecto, el tabaquismo estimula la producción de cánceres en muchos órganos y provoca enfermedades pulmonares y cardiacas. Nuestras diferencias genéticas hacen que el desarrollo de las enfermedades causadas por el tabaco sea distinto en cada uno de nosotros: hay fumadores que tienen bronquitis crónica desde el primer año; otros desarrollan un enfisema pulmonar después de fumar 5 años; algunos descubren que tienen un cáncer de pulmón cuando llevan 7; muchos sobreviven más de 20 años sin dejar de fumar y sólo tienen una ligera tos matutina y su capacidad pulmonar bajo mínimos.

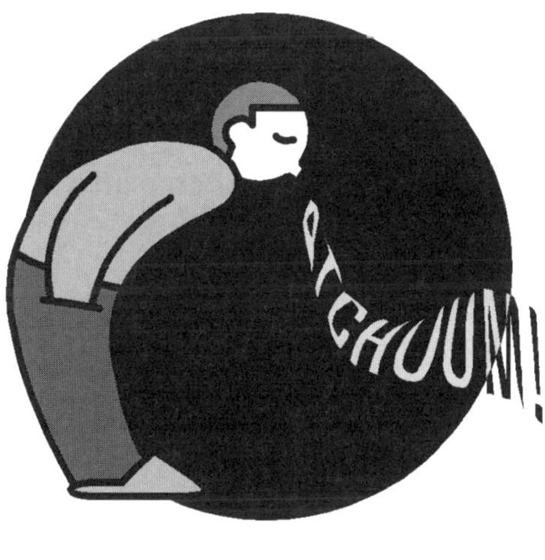

El tabaquismo contribuye al desarrollo de infarto, la arteriosclerosis, el enfisema, la angina de pecho, la trombosis, la bronquitis crónica, el asma, la impotencia sexual, la menopausia precoz, el Alzheimer, años de sufrimiento y dolor y un larguísimo etcétera. Lo que está claro es que:

Hay más probabilidades de generar una patología cuanto más tiempo se fume y cuantos más cigarros se consuman al día.

Los componentes del humo del tabaco, una vez dentro de tu cuerpo, atacan dos niveles: el *local*, al depositarse en tus pulmones, y el *general*, cuando pasan a la sangre que los transporta dañando así todos tus órganos. Déjame darte sólo un dato: si fumas 14 pitillos diarios, tienes 8 veces más probabilidades de sufrir cáncer de pulmón que si no fumases.

Se estima que el consumo regular de tabaco acorta la vida en 7 años. Se sabe que el tabaquismo es actualmente la primera causa de muerte en los países desarrollados: 3 millones de fumadores activos y pasivos mueren al año en el mundo.

Pero todo esto ya lo sabías antes de leer este libro, con el cual quiero convertirte en un no fumador *definitivo*.

Mis estudios de medicina me han demostrado que las terapias aversivas para dejar de fumar que se basan en mostrar al fumador los perjuicios del tabaco sólo logran un 10-15 por ciento de abandono definitivo del tabaquismo. Lo que sí que consiguen es atemorizar al fumador y convertirlo en un fumador infeliz.

Los fumadores están hoy día más concienciados que nunca de los riesgos del tabaco para su salud y, por ello, deciden dejar de fumar. Podemos clasificarlos en dos grupos:

- Los que tienen más de 40 años se sienten motivados para dejar de fumar por el deterioro de su salud, que notan a todas horas y hasta en reposo. Éstos son algunos de sus síntomas habituales.
  — Javier M.: «Me encuentro mal, me ahoga el humo.»
  — María G.: «Siento como un golpe cuando doy una calada.»
  — Fernando P.: «Toso por las mañanas, aunque luego se me pasa.»
  — Javier L.: «Me han diagnosticado angina de pecho y tengo que poder con este vicio; él o yo.»
  — Alberto D.: «A veces noto palpitaciones raras.»
- En los más jóvenes, los mecanismos de limpieza del organismo maquillan un poco el deterioro que provoca el tabaco y, por tanto, sólo lo acusan cuando se les ocurre hacer ejercicio.

— Jaime R.: «Cuando monto en bici con mi hijo me falta fuelle.»
— Pascual T.: «Ahora ya no puedo con un segundo set.»

Algunos fumadores no cambian su actitud hasta que no ven muy claro qué recompensa obtendrán. Es cierto que, cuando se deja de fumar, la mejoría de la salud no se percibe de forma inmediata y nítida, por lo que puedes llegar a desconfiar de los beneficios reales que conlleva el abandono del tabaquismo.

— Ramón G.: «Estuve 3 meses sin fumar y no noté nada especial.»

Pero, a largo plazo, nunca lo dudes, porque los datos son incuestionables: cada vez te encontrarás mejor, aunque durante los primeros días tu cuerpo parezca estar peor. Quiero recordarte el aviso de la Organización Mundial de la Salud (OMS):

«No hay una sola acción, que pueda realizar un individuo para mejorar su salud y reducir el riesgo de enfermedades, tan eficaz como dejar de fumar.»

El Dr. Carlos Jiménez, neumólogo del Hospital de la Princesa y nuestro más reconocido especialista en tabaquismo, reconoce que «si en España no se fumara, más del 80 por ciento de mis pacientes no tendrían que acudir a consulta».

Nuestro oncólogo más internacional, el Dr. Mariano Barbacid, afirma: «El medicamento más eficaz contra el cáncer en los próximos diez años ya existe: dejar de fumar.»

2º motivo: quiero aumentar mi autoestima

Muchos fumadores reniegan de su dependencia al tabaco. Si un día se quedan sin cigarrillos, es como si les faltara algo importante, vital, y no les queda más remedio que cambiar sus planes y salir a comprarlos. Les irrita depender de una sustancia externa.

- Ramón G.: «Más de una noche, desesperado, he cogido el coche para conseguir tabaco ; me he sentido ridículo...»
- Fernando M.: «En una reunión me quedé sin tabaco y me sentí inseguro, lo que se reflejó en mi pobre intervención. Fue absurdo...»

No confundas la autoestima con el egoísmo. La autoestima es quererse a uno mismo y, por tanto, cuidarse y mimar el cuerpo. Muchas personas se preocupan más de su coche o de su casa que de su propio cuerpo.

3er motivo: quiero ahorrar dinero

Supongo que muchas veces habrás echado cuentas y calculado el montón de dinero que te dejas por tener este vicio. Te pido que compruebes si te salen parecidas a las que yo he hecho:

- 2,71 € cuesta un paquete de rubio al día.
- 2,71 € por 365 días del año son 988 € (más de 164.000 ptas. anuales).
- Si tienes pareja e hijos que fumen, multiplica.

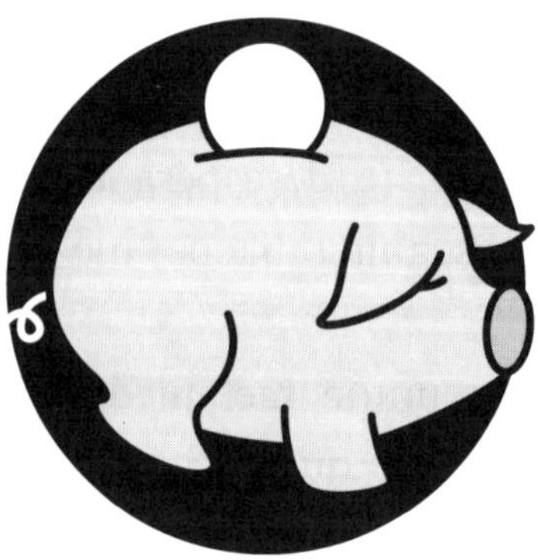

Con lo que gastas en tabaco a lo largo de un año, puedes invitar a tu pareja a la isla de Madeira, regalarte un crucero por Grecia o disfrutar de los restaurantes más selectos de tu ciudad.

¿No te parece increíble comprar un producto en cuyo envase se avisa de que mata y produce cáncer? Estarás conmigo en conceder la medalla de oro al *marketing* de las compañías tabacaleras. Han conseguido que persigas una imagen estética falsa y que tu adicción te quite salud y dinero, pero poco a poco, para que no te rebeles, para que no parezca que te estás dejando mucho en esta persecución y que eres la principal fuente de ingresos de un negocio que a ti no te beneficia en absoluto.

Te animo a que planifiques en qué vas a gastar ese montón de dinero que vas a ahorrar a partir de ahora.

4º motivo: quiero mejorar mi imagen

El tabaquismo causa envejecimiento prematuro de la piel. La piel del fumador va perdiendo hidratación y elasticidad, y su color volviéndose más pálido. Esto es debido a que los glóbulos rojos de su sangre transportan monóxido de carbono, fruto de la combustión del cigarro, en vez de oxígeno. Otros tóxicos de la combustión del tabaco causan disminución de la elastina, proteína que aporta elasticidad a la dermis.

Realmente, me resulta curioso ver cómo algunas jóvenes fumadoras emplean importantes recursos de dinero y tiempo para mejorar su imagen, cuando lo lograrían de manera espectacular y rápida sólo con abandonar el pitillo. Y piensa en los olores del tabaco: cómo impregna la ropa de vestir, la tapicería del coche, etc., terminas gastando mucho en ambientadores, pones más lavadoras, ventilas a menudo la casa, lo que en invierno hace subir la calefacción...

Olvídate de esa imagen social que se le daba al fumador: un símbolo de fortaleza y modernidad porque echaba humo por la boca. La sociedad actual es la sociedad de la estética y la naturaleza. ¿Qué imagen real das con un cigarro en la mano? ¿Crees que te valorarán de forma positiva? Prueba a imaginarte en tu trabajo o conduciendo con un cigarrillo; ahora mírate sin él. ¿Con cuál te quedas? ¿Por qué?

Reflexiona acerca de si las siguientes frases son positivas o negativas para ti:

- En algunas empresas los que fuman están mal vistos.
- En los restaurantes los peores sitios son para los fumadores.
- En los transportes públicos está prohibido fumar.

Por cierto, ¿has pensado alguna vez en el efecto que causas cuando besas a alguien que no fuma?

5º motivo: por consideración hacia los demás. El fumador pasivo

Últimamente el fumador pasivo se está volviendo más exigente y tiene todo el derecho: como ya sabrás, se ha demostrado que el humo ambiental del cigarro no sólo es molesto, sino que también *daña el organismo*. No es que agrave, sino que *produce enfermedades respiratorias* en las personas que nos rodean.

El no fumador con el que compartes casa u oficina inhala el 20 por ciento del humo de tus cigarrillos, es decir, que si tú fumas 1 paquete, él fuma 4 pitillos. Como tú, pertenece al grupo de riesgo y padecerá bronquitis y cánceres con más frecuencia que las personas que no están en contacto con el tabaco. Esto es algo demostrado, no lo dudes.

Tales inconvenientes son especialmente delicados cuando se convive con niños, cuyos pulmones están en pleno desarrollo. ¿Enseñarías a tu hijo a fumar? ¿Por qué no? Pues piensa que, si eres padre o madre y fumas, tus hijos tendrán más papeletas para empezar a hacerlo desde muy pronto o para tener problemas respiratorios.

El tabaquismo pasivo es todavía un tema polémico pero, sin duda, veremos avanzar las posturas defendidas por los no fumadores. Recientemente en Nueva York, una inquilina denunció ante el Departamento de Medio Ambiente a su vecino, un fumador empedernido, porque el humo del tabaco se colaba en su casa por puertas y ventanas. El juez le dio la razón e impuso al fumador una multa de 750 dólares por «fuga de sustancias perjudiciales». El concejal de Medio Ambiente advirtió: «Se puede fumar, pero el humo no puede cruzar los límites de tu propiedad.» Sin comentarios.

También debes tener en cuenta que ya se ha prohibido o regulado el consumo de tabaco en los lugares públicos. Con TABACOUT®, por ejemplo, he impartido cursos para dejar de fumar en más de sesenta empresas: los trabajadores-fumadores a veces protestan, pero acaban reconociendo que es el mejor regalo que han recibido. Son muchos los que agradecen la regulación del consumo de tabaco en sus oficinas y despachos, pues con ello han reducido o abandonado el vicio definitivamente.

Bueno, pues ya has visto varios de los motivos que impulsan a los fumadores a intentar curarse del tabaquismo, enfermedad crónica donde las haya. Piensa en

éstos y hazlos tuyos. Y, además, puedes completar el siguiente cuestionario, que te ayudará a conocerte mejor como potencial ex fumador.

EL CUESTIONARIO: ¿QUÉ TE MOTIVA?

Valora cuáles son las razones más importantes para ti, por qué quieres dejar de fumar:

1. Para no perjudicar más mi cuerpo.	Muy importante	Menos importante
2. Para rechazar el mal hábito que me domina.	Muy importante	Menos importante
3. Para evitar el olor a humo y el aliento maloliente.	Muy importante	Menos importante
4. Para no tirar más dinero.	Muy importante	Menos importante
5. Para no molestar a las personas que me rodean.	Muy importante	Menos importante
6. Para mejorar mi forma física.	Muy importante	Menos importante
7. Para dejar de estar presionado por mi familia.	Muy importante	Menos importante

Si has respondido *muy importante*, tus motivos son:

Mejorar la salud. Común a la mayoría, especialmente a partir de los 40 años.

Aumentar la autoestima. Vas por buen camino, obstinado y perfeccionista, quieres lo mejor para ti mismo.

Mejorar la imagen. Vivimos en el mundo de la imagen, y fumar está mal visto.

Ahorrar dinero. Poquito a poquito se hace un montón.

Consideración al fumador pasivo. Mira a quién le echas el humo. No tiene culpa.

Mejorar la forma física. Haces bien en cuidarte.

Motivación externa por agradar. Muy poco efectiva para dejar de fumar.

Recuerda que debes estar convencido, porque si dejas de fumar simplemente por complacer a alguien, pero piensas que renuncias a un placer, con el tiempo tendrás tentaciones de volver. Para potenciar tu motivación interna:

- Repítete a ti mismo expresiones del tipo: «Me quiero tanto que no puedo seguir intoxicándome veinte veces al día», «Quiero dejar de fumar porque estoy enganchado a una droga que no me aporta nada positivo»...
- Piensa en las cosas buenas que supone dejar de fumar: la mejoría física, la no dependencia de nada, la falta de olor a tabaco, un ahorro considerable...
- Y actúa, porque el conocimiento debe llevar a la acción. No se trata sólo de acumular información.

Ya puedes concluir que, para tu calidad de vida, curarte del tabaquismo es importante. Pero, ¡cuidado!, no lo confundas con lo urgente. Sigue leyendo.

Además de los motivos que tengas para dejar de fumar, busca motivos reales para seguir fumando.

DOS EJEMPLOS PARA REFORZAR TU MOTIVACIÓN

- Josefa le cuenta a Nicanor, también fumador, lo que quiere:

—¿Sabes lo que te digo? Estoy harta de fumar tanto. Voy a dejarlo. Como que me llamo Josefa que éste es el último cigarrillo que me fumo.

—¡Qué tontería! También tendrías que dejar de engullir tantas grasas, conducir con más cuidado, hacer algo de ejercicio, no pasarte todo el día tumbada en el sofá... Y ¿qué?, ¿lo haces? Menuda eres tú...

—¡Que no, que no me meto más alquitrán, ni humo, ni nada! Paso de tanta porquería, y paso de currar todo el día para gastarme todo en pitillos... ¡Ni hablar!

—Pero tontorrona, si te metes todo el humo de los coches viviendo como vivimos, pegaditos a la autovía...

—Tú puedes hacer lo que quieras, Nico, pero yo tengo claro que abandono, que cada vez que pienso que el tabaco mata diez veces más personas que los accidentes de tráfico...

—Veo que te han comido el coco los de la liga antitabaco. Yo pienso seguir fumando porque me da la gana, porque me gusta. Y total, pa' un vicio que tengo...

—Ya, sólo un vicio... ¡Eso no te lo crees ni tú! La mayoría de los fumadores daría un riñón por dejarlo. Ya ves a Paco, Toñi o Carmen: todos quieren dejar de fumar, pero no ven el momento, no pueden. Eso demuestra que no fumamos porque nos dé la gana, sino porque le da la gana al tabaco, que nos engancha de mala manera. Y, para remate, siempre apestamos a humo. Ya he echado cuentas y he calculado que me ahorraré unas 165.000 pelas al año, unos 1.000 euros. ¡Lo que gano en un mes de duro trabajo!

—Sí, tienes razón, lo sé... Ya sabes que yo me lo propongo todos los días, pero cuando llega la hora de la verdad, me arrepiento y fumo. Tal vez si lo logras tú, me anime yo también...

- A Allen Carr, un contable inglés que fumaba tres paquetes al día, su adicción casi le cuesta la vida; pero se dio cuenta a tiempo de la trampa psicológica del tabaco y consiguió abandonarlo. En su ameno libro *Es fácil dejar de fumar* nos cuenta su experiencia. De él he tomado el siguiente cuadro, que a mi entender es uno de los apartados más ilustrativos:

Ventajas de ser fumador

Todas las anteriores son las ventajas de ser fumador.

II LA DEPENDENCIA FÍSICA: ¿CÓMO ENGANCHA LA NICOTINA?

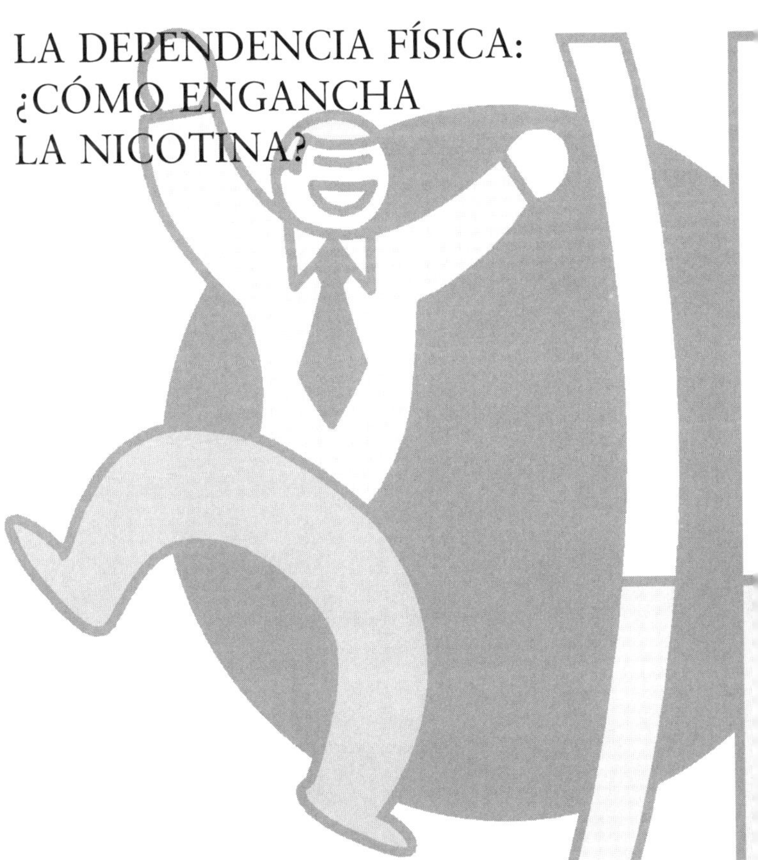

Experimentos realizados con roedores han demostrado que, una vez se han hecho adictos a la nicotina, son capaces de aguantar descargas eléctricas con tal de conseguir su dosis.
Lo más curioso es que los roedores no reaccionaban igual cuando se les privaba de la comida...

¿HARÍAS TÚ LO MISMO?

La mayoría de los fumadores no son conscientes del gran poder adictivo de la nicotina. La base del hábito de fumar, donde radica la fuerza del tabaco, es *la adicción del cuerpo a la nicotina.*

Quizá te suene alarmante la idea de que *eres una persona adicta a la nicotina*, pues normalmente asociamos la palabra «adicción» con drogas como la cocaína o la heroína. Pero es así: está sobradamente demostrada la adicción producida por la nicotina. Te puedo poner un ejemplo que lo confirma: los cigarros de herbolario no tienen nicotina y, por eso, nunca han enganchado a nadie, no crean adicción.

LA NICOTINA, UNA DROGA DURA

Antes de demostrarte la crueldad de tu conocida enemiga, te contaré una curiosidad sobre ella: debe su nombre al naturalista francés Jean Nicot, que comenzó a estudiarla porque le atribuía *propiedades curativas*. ¡Quién le iba a decir que la droga que alegremente lleva su nombre se extendería como una epidemia, se convertiría en un lucrativo negocio y sería la responsable de multitud de enfermedades y muertes prematuras, tanto entre las personas que la consumen como entre los fumadores pasivos!

En los países donde la cantidad de nicotina por cigarro está sin regular por ley, que no es el caso de España (máximo 1,3 mg), los fabricantes triplican su contenido para generar más rápidamente la adicción. Las empresas productoras de tabaco en realidad operan como industrias químicas y farmacológicas: saben muy bien lo que hacen cuando *mejoran* su producto (nicotina) y *suavizan* su envase (pitillo):

- Reducen la cantidad de alquitrán, pero mantienen la de nicotina.
- Añaden amoniaco para que la nicotina llegue más deprisa al cerebro.
- Incluyen productos para que el cigarrillo «sepa» mejor al paladar o para que el humo por él desprendido no se vea.
- Y un largo etcétera.

En sus informes internos, las tabaqueras se refieren al cigarro como un «sistema de suministro de nicotina». Sin comentarios.

> La nicotina (anzuelo) se envuelve en un cigarro, con un paquete muy atractivo (cebo). El fumador, como el pez, se siente atraído por el cebo y se traga el anzuelo hasta adentro.

Tú, como fumador habitual, has originado una dependencia física en tu sistema nervioso; la nicotina, una sustancia externa, ha conseguido que tu cuerpo de fumador no funcione bien sin ella.

La nicotina del humo, al ser aspirada a través de los pulmones, llega a tu cerebro en tan sólo 7 segundos.

Esta sustancia no es nutritiva ni necesaria para ningún proceso natural de tu cerebro, y sólo tiene una propiedad: es muy adictiva, tanto que tus neuronas no pueden funcionar correctamente en su ausencia. Sin nicotina en sangre eres una persona incompleta: la *necesitas* para sentirte normal.

Lamentablemente, a la mayoría de los fumadores les cuesta tiempo reconocer su adicción a la nicotina del tabaco. Muchos son los que dicen que fuman por relax, por placer o porque les apetece. Y tú, *¿por qué fumas?* Responde con sinceridad y escríbelo a continuación. Te ayudará a conocer mejor tus razones.

Fumo porque:

....

....

....

Si, salvando las distancias, le preguntamos a un cocainómano, a un alcohólico o a un heroinómano por qué consume cocaína, alcohol o heroína respectivamente, nos dirían que lo pasan bien, que alucinan, que se desinhiben, que les gustan las sensaciones provocadas por estas sustancias, que comparten más con sus amigos, que se deprimen menos... No creo que reconocieran que una adicción se ha apoderado de su vida y que ya no pueden controlarla.

Tú, igual que yo, sabes que en realidad están obligados a consumir esa droga, que no pueden dejarla, que temen demasiado el «mono»; es decir, que están enfermos y padecen una adicción a la sustancia que consumen, una drogadicción. *El fumador también padece adicción a la nicotina o, lo que es lo mismo, tabaquismo.*

Acepta, pues, tu realidad: fumas en gran parte por la adicción a la nicotina que, afortunadamente, no altera la conciencia como otras drogas, aunque tiene el mismo poder adictivo.

El producto que consume el fumador es la nicotina; el envase es el cigarrillo.

DESENGÁÑATE:
FUMAR NO ES UN HÁBITO

Está muy extendida la falsa idea de que fumar es un vicio, un hábito, y que abandonarlo es cuestión de fuerza de voluntad. ¡Ojalá fuera sólo un mal hábito! ¿Por qué? Porque un hábito es una costumbre fácil de cambiar: imagina que cambias la llave de tu ducha; al principio intentarás abrirla como antes, pero al cabo de unos días adquirirás el nuevo hábito. Por esta misma razón, los hábitos asociados al tabaco —desayuno y cigarro, café y cigarro, teléfono y cigarro...— los cambiarás sin mayor problema, aunque hayan durado años.

> Fumar no es un mal hábito que se abandona con fuerza de voluntad.
> Fumar es una adicción que necesita un tratamiento para poder abandonarla con éxito.

La rapidez y la intensidad de la adicción física a la nicotina dependen de factores genéticos propios de cada persona: algunas se enganchan con unos pocos pitillos; otras necesitan varios paquetes; pocos «afortunados» no llegan a desarrollar una adicción muy intensa y fuman sólo en fiestas y reuniones con amigos. Son los «fumadores sociales», que más adelante (capítulo IV) te presentaré.

ESA DROGA LLAMADA NICOTINA

La mayoría de las personas desarrollan *rápidamente* una dependencia física de la nicotina. Lee los siguientes datos con atención:

- **La nicotina se elimina del cuerpo en unas 2 horas.** Por esta razón, la persona fumadora se ve obligada a suministrar nicotina a sus neuronas bastantes veces al día. Si no lo hace, el sistema nervioso se encarga de reclamar su dosis con intensidad creciente, hasta que la obsesión por dar una calada le impida pensar en otra cosa.

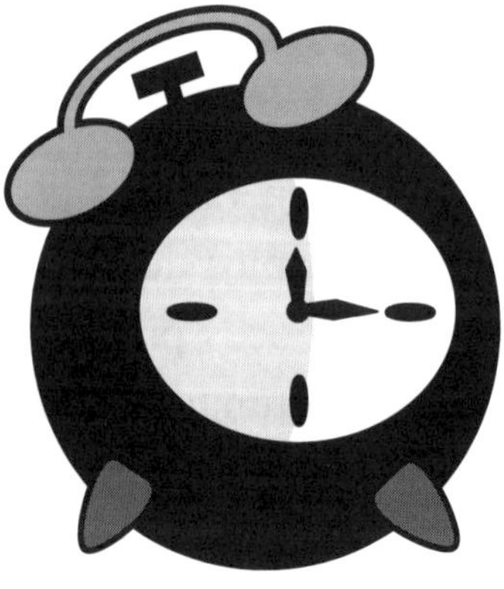

- **La cantidad de nicotina que un organismo consume tiende a ser constante.**
Por ello la mayoría de fumadores dicen que fuman uno o dos paquetes cada *día*. No dicen: «Hoy fumo 7 pitillos, mañana 17, pasado 27...»
(El fumador promedio fuma 17 cigarrillos al día y el tiempo medio entre un pitillo y otro es de 58 minutos.)

- **La nicotina inhalada por los pulmones llega al cerebro más rápido que si fuera intravenosa.**
Recuerda: ¡sólo tarda 7 segundos!

- Fumar tabaco *light* **o bajo en nicotina obliga a dar más caladas y más profundas.**
El objeto de ello es obtener la misma dosis de nicotina. Una interesante estrategia de marketing que mantiene enganchado a más de uno.

- **Los puros pueden parecer más inofensivos.**
Pero la nicotina se absorbe por la mucosa de la boca y por los pulmones, y además tienen mucha cantidad de alquitrán. Un purito puede tener la nicotina de 5 pitillos y un puro hasta la misma cantidad que un paquete de cigarros.

- **El último tercio del cigarro, a continuación del fil-**

tro, actúa como otro filtro de la combustión de la punta y el centro.

Esto quiere decir que, cuando apuras un pitillo, la toxicidad del humo alcanza su máximo grado. Esta parte del cigarro, conocida como «zona de condensación», causa mayores problemas que el resto.

- **En situaciones de estrés, nerviosismo o ansiedad, el cuerpo puede necesitar más nicotina.**

  La acción de la adrenalina «quema» antes la nicotina y el organismo pide una mayor dosis de tabaco. Por eso, cuando estás nervioso sueles fumar más.

- **Fumamos sin parar cuando tomamos alcohol.**

  Porque el alcohol produce broncodilatación y, entonces, la nicotina «escapa» antes del cuerpo y éste nos pide más.

> Fumar es una adicción.
> La nicotina actúa y es una droga.
> El fumador habitual es y se comporta como un drogadicto.

EL «SÍNDROME DE ABSTINENCIA» Y LA IMPORTANCIA DEL TRATAMIENTO

Cuando te planteas darle plantón a la nicotina, es importante seguir un buen tratamiento para minimizar el síndrome de abstinencia físico que te va a ocasionar su falta. Te pasará lo mismo que cuando terminas una relación amorosa: aunque sea poco conveniente para ti, la echarás de menos durante un tiempo. En el caso de la nicotina —una compañera mortífera—, la solución para afrontar el duelo de la ruptura está al alcance de la mano: se llama TRATAMIENTO.

> Idea fundamental: cuando quieras dejar de fumar, debes comenzar un tratamiento que alivie al máximo el síndrome de abstinencia.

La definición de «síndrome de abstinencia» recogida por la Organización Mundial de la Salud (OMS) es la siguiente: «Conjunto de síntomas físicos y psíquicos que aparecen cuando se suspende de forma brusca el consumo de una droga.»

En el lenguaje coloquial, este síndrome se conoce como «mono».

Con todo esto quiero que comprendas que dejar de

fumar no se logra con un poco de fuerza de voluntad... y a ver qué pasa. Es muy importante que no cortes bruscamente el suministro de nicotina ni dejes de fumar sin un tratamiento que dure varias semanas.

Como en cualquier adicción, el síndrome de abstinencia del fumador habitual es bastante desagradable. Aunque sus síntomas varían de una persona a otra por cuestiones genéticas, básicamente son éstos:

Síntomas del síndrome de abstinencia

Irritabilidad
Ansiedad
Apetito compulsivo
Insomnio
Dolor de cabeza
Depresión leve
Cansancio
Y, sobre todo, deseo incontrolado de fumar

Estos síntomas son muy fuertes los primeros días y luego, poco a poco, van disminuyendo. No obstante, en casi cualquier fumador pueden durar 2 o 3 meses.

Muchas personas intentan dejar de fumar sin tratamiento de apoyo, pero las estadísticas confirman que solamente un pequeño porcentaje lo consigue de forma definitiva y que la mayoría recae en un plazo no superior al mes, después de días de sufrimiento, con la autoestima por los suelos y varios kilos de más.

Ciertamente, el síndrome de abstinencia, el famoso «mono», se lleva por delante las voluntades más dispuestas a abandonar el tabaco. Las barre como si fuera un huracán.

Por eso, si decides dejar el tabaco sin tratamiento de apoyo y recaes, no te sientas mal ni te culpes; sólo ten en cuenta que no es cuestión únicamente de voluntad. Demasiado tienes encima tú, a quien dijeron que fumar te hacía más interesante, que estás enganchado y dices que fumas porque te gusta y que de algo hay que morir. Te propones una gran hazaña, eres uno contra todos, hasta tienes en contra al Gobierno, que cobra, legisla y mira para otro lado.

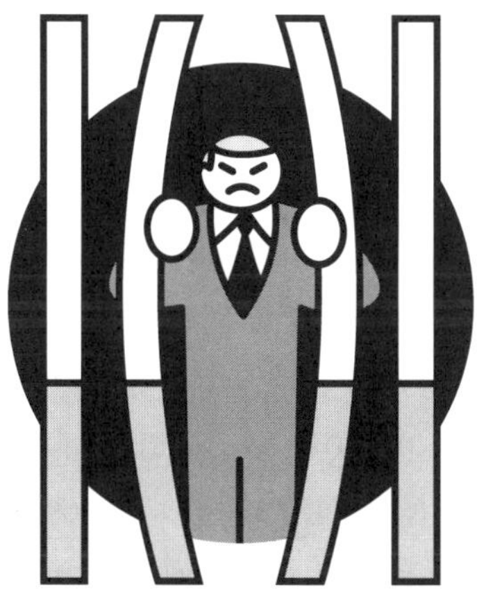

Una de las mayores torturas que conozco es intentar dejar de fumar poco a poco. Supone sufrir cada día más hasta que, desesperado, vuelves a fumar como si nada hubiera pasado.

> Recuerda: primero hay que reconocer la adición a la nicotina y luego utilizar un buen tratamiento. Siempre esta indicado dejar de fumar con tratamiento.

¡Menudas son las neuronas, las células más especializadas del cuerpo humano! «Éste se ha creído que nos va a quitar nuestra dosis de nicotina.» Ya se encargan ellas de montar un follón hasta que les devuelven su dosis: se declaran en huelga de celo, no obedecen las órdenes, están irritables, generan ansiedad... El cerebro pesa 1 kg y, sin embargo, consume el 25 por ciento del oxígeno del cuerpo. Con la Iglesia hemos topado. Más del 80 por ciento del hábito de fumar se debe exclusivamente a la adicción química de la nicotina en el cerebro.

¿Qué hace un niño pequeño al que quitan un caramelo? Pues berrear cada vez con más fuerza hasta que se lo devuelven. ¿Qué hacen los padres, aunque sepan que no es bueno? Aguantar un poquito y luego... darle el caramelo. Pues lo mismo le pasa al fumador que decide dejar de fumar o retrasar el próximo cigarro.

Recuerda: el tabaquismo es una drogodependencia y, como tal, debe ser tratada.

OTROS TÓXICOS QUE INHALAS

Además de la nicotina, con cada calada entran en los pulmones *más de 4.000 componentes químicos nocivos*. La nicotina engancha, pero realmente los que destruyen el organismo corporal son los demás componentes. Si los cigarros sólo tuviesen nicotina, serían más inocuos y se podrían fumar con menor peligro para la salud.

De las sustancias químicas que se quedan en tu cuerpo cuando fumas, las más dañinas son: hidrocarburos, nitrosaminas, benceno, monóxido de carbono, alquitrán, arsénico, amoniaco, cadmio, níquel y polonio. Como bien sabes, en el paquete de tabaco no se refleja nada de esta composición tan dañina.

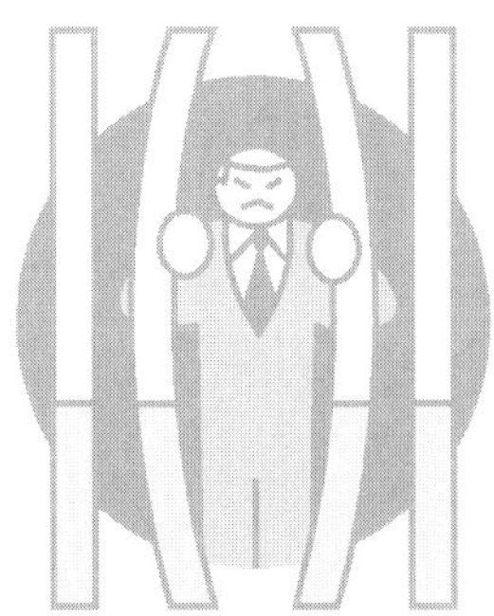

Fumar no es un vicio, ni una forma de distraerse, ni un acto reflejo, ni un mal hábito, ni una costumbre, ni un capricho, ni un pasatiempo. Fumar es una drogadicción.

Veamos el siguiente diálogo entre Custo y Caro:

—Estoy escandalizada, me he enterado de que cada cigarro tiene unas 4.800 porquerías químicas, como urea, DDT, nicotina, amoniaco... Y lo que es peor, en la cajetilla no dice nada de todo esto; si lo pusiera, ya lo habría dejado hace tiempo. ¡Me parece indignante que oculten algo así a los consumidores!

—Si hasta en los paquetes pone que mata y al parecer te da igual...

—Ya, eso sí lo pone..., pero no es lo mismo: una cosa es que te mate y otra que te estés metiendo amoniaco entre pecho y espalda... ¡Qué asco!

—¿Sabes una cosa? Creo que estás más enganchada de lo que creía...

TRATAMIENTOS PARA ABANDONAR EL TABAQUISMO

En la actualidad, existen varios tratamientos que minimizan los efectos negativos del síndrome de abstinencia tabáquica, disminuyéndolo en un 90 por ciento. A continuación te presento los más importantes:

a. Sustitutivos de la nicotina

Son los más conocidos. Alivian el mono suministrando pequeñas dosis de nicotina al cuerpo. Los más efectivos son los *parches*, que van liberando poco a poco nicotina y penetrando en tu cuerpo a través de la piel. Te recomiendo los de liberación continuada (24 horas): cada día al levantarte, retiras el usado y lo sustituyes por uno nuevo.

Éstas son algunas de las pautas para que te orientes sobre cómo debes usar los parches:

	1er mes	2º mes	3er mes
Si fumas 20 o más cigarrillos al día	Nicotinell TTS 30 o Nicorette 15 mg.	Nicotinell TTS20 o Nicorette 10 mg.	Nicotinell TTS 10 o Nicorette 5 mg.
Si fumas menos de 20 cigarrillos al día	Nicotinell TTS 20 o Nicorette 10 mg.	Nicotinell TTS 20 o Nicorette 10 mg.	Nicotinell TTS 10 o Nicorette 5 mg.

Consulta a tu médico o farmacéutico y lee detenidamente las instrucciones de uso antes de ponértelos.

Estas normas se aplican con flexibilidad. Si, por ejemplo, notas un poco de nerviosismo al pasar de TTS 30 a TTS 20, puedes continuar unos días más con el de

30. Si, por el contratrio, notas que con el de 20 tienes sensación de mucha nicotina, bajas al de 10. La idea es que el dejar de fumar no te suponga estar nervioso o tener «mono».

Con los parches, la liberación de nicotina es constante, sin picos, y en dosis bajas; por eso no se genera adicción.

En cuanto a los *chicles y caramelos*, liberan la nicotina que se absorbe a través de la mucosa bucal. Funcionan bien como apoyo a otros tratamientos y en momentos puntuales, sobre todo para fumadores con alto nivel de dependencia.

El *spray nasal* introduce nicotina por la mucosa nasal, aunque puede producir irritación, especialmente los primeros días.

b. Bupropión

Se trata de un medicamento de reciente aparición específico para el tratamiento del tabaquismo, que está aprobado por las autoridades sanitarias para tratar el síndrome de abstinencia del tabaco. Parece que el Bupropión compite en el cerebro con los mismos receptores que la nicotina. Disminuye los síntomas desagradables de la retirada del tabaco y minimiza el aumento de peso. Su nombre comercial es Quomen® o Zyntabac®.

- Durante la primera semana se toma 1 comprimido en el desayuno y se sigue fumando.
- Al séptimo día se deja de fumar y se toman 2 comprimidos diarios durante doce semanas.

Dado que requiere receta del médico, consulta con él y lee con atención sus contraindicaciones.

c. Ansiolíticos

Se recomiendan como acompañantes de los parches los primeros días, para fumadores que tengan la piel muy sensible y no puedan utilizarlos o para los reincidentes.

Los tratamientos basados en fármacos (Bupropión o ansiolíticos) se pueden optimizar con los sustitutivos de la nicotina; de hecho, está comprobado que el mayor porcentaje de abandonos definitivos se consigue cuando se combinan los ansiolíticos y los parches.

Importante: cada fumador debe seguir un tratamiento personalizado, que generalmente se prolonga de 6 a 8 semanas. Consulta con el especialista y no dudes lo más mínimo en utilizarlo.

No olvides que el tabaquismo es una adicción. Sin tratamiento para controlar tu malestar físico es más difícil desmontar tu dependencia psicológica y social. Éstos son algunos recursos complementarios que te pueden ayudar:

- Si dejas de fumar pero lo hacías de forma compulsiva, la *pipa de mentol* es un buen complemento cuando no sabes qué hacer con las manos. Basta con dar unas «caladas» en los momentos que tenías más asociados al cigarrillo. Una observación: sólo tienes que aspirar su menta y mantener la pipa en la boca; lo digo por si se te ha ocurrido morderla... no serías el primero.
- La *respiración diafragmática* es muy aconsejable para los fumadores empedernidos, pues durante los primeros 2-3 días, a pesar del tratamiento, pueden tener instantes aislados de ansiedad. Para controlarlos se pueden realizar estos ejercicios de respiración diafragmática:

Siéntate cómodamente en una silla, con la espalda en vertical, y coloca una mano en el abdomen y la otra sobre el pecho.

Comienza a respirar lenta y profundamente, intentando que sea la mano apoyada en el abdomen la que se mueva con cada respiración: hincha el abdomen al máximo mientras inspiras, mantén el aire unos instantes y después expúlsalo paulatinamente.

Tu corazón empezará a funcionar más despacio y experimentarás una auténtica relajación.

Cada vez que sientas ansiedad, irritabilidad o ganas de fumar, respira de esta manera, pues además de sentirte mejor estarás realizando una actividad que no es fumar.

Estos apoyos sirven para que la transición de un organismo muy dependiente de la nicotina a otro con un sistema nervioso limpio no afecte a la vida diaria del ex fumador.

> Si el tratamiento es el correcto no surgirá ansiedad, ni apetito compulsivo y, lo que es mejor, la experiencia de dejar de fumar será agradable.

También es posible dejar de fumar sin tratamiento, sin ayuda, pero ten presente que, durante un periodo de 3 a 8 semanas, vas a sentir ansiedad, irritabilidad y, por momentos, depresión. Esto se reflejará de alguna manera negativa en tu organismo.

Sin embargo, la mayor parte de la ansiedad se elimina con tratamiento, que deberían seguir siempre aquellos fumadores que realizan un trabajo de responsabilidad —cirujanos, pilotos, conductores de autobús, operarios de grúas...—, pues está comprobado que dejar de fumar sin ayuda aumenta la probabilidad de accidentes laborales.

Existen otras terapias que tradicionalmente se utilizan para abandonar el tabaco. Su eficacia no tiene una base científica, pero pueden facilitar el aumento de la motivación o la disminución de la ansiedad, aunque sólo se trate de un efecto placebo.

> El fumador pesimista se queja de lo difícil que es dejar el tabaco, mientras que el optimista está convencido de que pronto va a dejar de fumar. Ambos siguen con la enfermedad a cuestas, pero el realista va a la farmacia y compra algún tratamiento.

Es importante saber qué tipo de fumador eres para seleccionar el tratamiento más adecuado. En TABACOUT hemos desarrollado una tabla para calcular la necesidad de tratamiento, evaluando once factores muy diferentes.

TABLA TABACOUT

Cantidad de cigarrillos diarios	Menos de 10 De 10 a 20 Más de 20	1 punto 2 puntos 3 puntos
Tipo de tabaco	Negro Bajo nicotina Rubio	0 puntos 0 puntos 1 punto

Años que llevo fumando	De 0 a 5 De 5 a 10 De 10 a 20 Más de 20	0 puntos 1 punto 2 puntos 3 puntos
Sexo	Mujer Varón	0 puntos 1 punto
Nivel de estrés actual	Normal Alto	0 puntos 1 punto
Tipo de personalidad	Tranquilo Nervioso	0 puntos 1 punto
Intentos para dejarlo	Uno o más Nunca	0 puntos 1 punto
Edad	40 o más 30-40 20-30	0 puntos 1 punto 2 puntos
Peso aproximado	Menos de 60 kg De 60 a 80 kg Más de 80 kg	0 puntos 1 punto 2 puntos
Ejercicio físico	Intenso Ocasional Ausente	0 puntos 1 punto 2 puntos
Puntúo mi intención de dejar de fumar	Muy decidido Decidido A ver qué pasa	0 puntos 1 punto 2 puntos
	Suma de puntos:	....

Si tu puntuación está entre 15 y 20:

Es imprescindible que recibas apoyo farmacológico para evitar un sonado síndrome de abstinencia. Si no lo haces procura mantenerte a distancia de tus seres queridos si no quieres hacerles la vida imposible y vete comprando un nuevo vestuario dos tallas más grande, al menos hasta que abras los ojos y aceptes nuestra recomendación.

Si tu puntuación está entre 10 y 15:

También necesitas apoyo farmacológico. No le quites de golpe la nicotina a tu cuerpo o la ansiedad te jugará malas pasadas. Con el tratamiento puedes dedicar todas tus energías a aclarar tus ideas sin tener que preocuparte del mono físico: una auténtica liberación.

Si tu puntuación es menor de 10:

Estás de suerte. Parece que tus neuronas no piden nicotina a gritos, sólo a voces. Tú crees que no lo pasarás mal físicamente, que todo es psicológico; pero nada de eso: hay una parte de tu deseo de fumar que requiere tratamiento para que así puedas presumir de que esta vez es la definitiva.

Si tienes reparo en tomar medicación de apoyo, piensa que:

- Sin apoyo farmacológico es muy difícil desengancharse del tabaco.
- Tus probabilidades de recaer durante la primera semana son muchas, y en ese caso no querrás ver la cara de tu vecino si recaes.
- Cada calada contiene unos 4.800 componentes nocivos. El tratamiento farmacológico tiene muchos menos componentes químicos, que además no son nocivos, y dura pocas semanas.

Para valorar la intensidad de tu adicción a la nicotina, te recomiendo realizar el sencillo test desarrollado por Fagerström, un médico sueco, y válido en todo el mundo.

Test de Fagerström*

¿Cuánto tiempo después de despertarte tardas en fumar?	
5 minutos o menos	3 puntos ❑
De 6 a 30 minutos	2 puntos ❑
De 31 a 60 minutos	1 punto ❑
Más de 1 hora	0 puntos ❑
¿Tienes dificultad para abstenerte de fumar en los lugares donde está prohibido?	
Sí 1 punto ❑	No 0 puntos ❑
¿A qué cigarrillo te costaría más renunciar?	
Al primero de la mañana 1 punto ❑	
A todos los demás 0 puntos ❑	
¿Cuántos cigarrillos fumas al día?	
31 o más 3 puntos ❑	21 a 30 2 puntos ❑
11 a 20 1 punto ❑	10 o menos 0 puntos ❑
¿Fumas con más frecuencia las primeras horas después de despertarte que durante el resto del día?	
Sí 1 punto ❑	No 0 puntos ❑
¿Fumas aunque estés tan enfermo que tengas que pasar la mayor parte del día en la cama?	
Sí 1 punto ❑	No 0 puntos ❑
	Suma de puntos: ....

* «Effectiveness of Nicotine Patch versus Combined Treatments for Tobacco Withdrawal Symtoms», *Psychopharmacology,* 111: 271-277, 1993.

Puntuaciones

De 0 a 3 puntos: leve

De 4 a 6 puntos: intenso

Más de 7 puntos: grave

Si tu puntuación corresponde a una adicción intensa o grave, ni se te ocurra dejar de fumar sin apoyo farmacológico.

CABEZONERÍAS MÁS HABITUALES

He aquí algunos ejemplos de cabezonería procedentes de distintos tipos de fumadores:

El autosuficiente

- «No necesito nada para dejar de fumar, yo lo dejaré cuando quiera.»
- «Compraré caramelos sin azúcar para llevar en el bolsillo. Será suficiente.»
- «Un primo mío dejó de fumar solo, sin ninguna ayuda; no sabe hacer la "o" con un canuto, y yo no voy a ser menos.»

El «especialista» en tabaquismo

- «Me parece muy exagerado tomar pastillas ansiolíticas para dejar de fumar; no es para tanto.»
- «Con una pipa de mentol engaño a los pulmones durante los primeros días, y ya está...»

El que se automedica

- «Un amigo me va a traer unas hierbas purificadoras de Galicia, que dice que eliminan la nicotina del organismo.»

El cómodo

- «Conozco a uno que te pone una luz en la boca y te saca las ganas de fumar: funciona por absorción del impulso nervioso, que va de la nariz al cerebro. Está muy bien, porque sin hacer nada se te quitan las ganas.»

Es habitual entre quienes siguen un tratamiento que a los pocos días se sientan tan bien que piensen que ya no necesitan nada más. Entonces lo abandonan y, enseguida, llega la recaída. Las mujeres, sin embargo, son mucho mejores para continuar la terapia hasta el final.

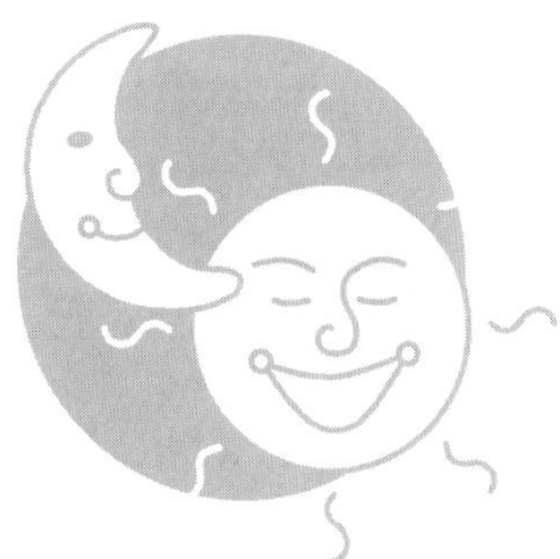

Recuerda

- La nicotina crea en el fumador una fuerte dependencia y es la causante de que la adicción al tabaco sea tan difícil de abandonar.
- Nadie debe intentar dejar de fumar sin un tratamiento de apoyo, que se debe aplicar durante periodos prolongados, de hasta 12 semanas, y en dosis decrecientes.
- No hay que minimizar la importancia de la adicción a la nicotina. Se tiende a subestimar su poder adictivo, por eso se explica que se siga consumiendo un producto en cuyo envase se advierte que mata y produce cáncer.
- Los intentos de abandono sin medicación fracasan, en su mayor parte, después de unos días de sufrimiento e irritabilidad, dejando la autoestima por los suelos.
- Diversos estudios han confirmado que el porcentaje de personas que consigue dejar de fumar sin ayuda y se mantiene durante un año varía entre el 5 y el 12 por ciento, mientras que, con terapia de apoyo, la cifra aumenta del 62 al 85 por ciento al año.

- Los tratamientos pueden incluir sustitutivos de la nicotina, ansiolíticos, antidepresivos o, con frecuencia, combinaciones de los anteriores.

TU CUERPO SE BENEFICIA CUANDO ABANDONAS EL TABAQUISMO

Y, sobre todo, recuerda los beneficios de abandonar el tabaquismo:

A las 2 horas de dejar de fumar, tu cuerpo empieza a mejorar. Y eso no es todo: sigue recuperándose día a día.

NADA MÁS IMPORTANTE QUE TU SALUD, SI FUMAS Y DECIDES DEJARLO...

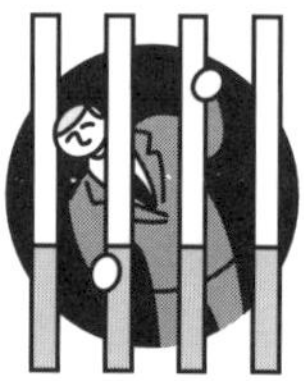

A LAS 2 HORAS, el nivel de nicotina en la sangre disminuye a niveles indetectables.

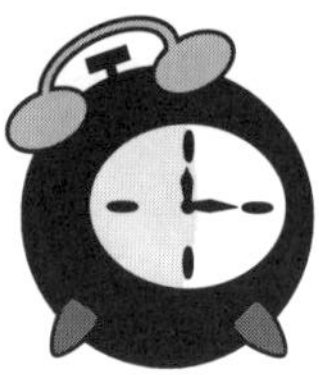

A LAS 6 HORAS, la velocidad de latidos del corazón y la tensión arterial comienzan a normalizarse.

ENTRE 12 Y 24 HORAS, la eficacia de la sangre para transportar el oxígeno vita aumenta, limpiando el monóxido de carbono del cuerpo, mejorando su rendimiento físico.

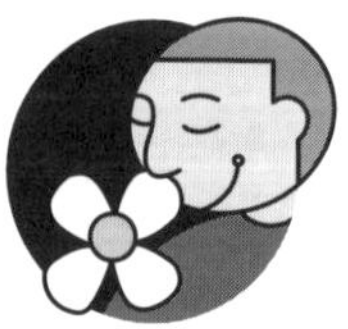

A LOS 2 DÍAS, comienzas a recuperar el olfato y el gusto, respiras mejor y tienes una sensación de euforia, ya has dado el primer paso.

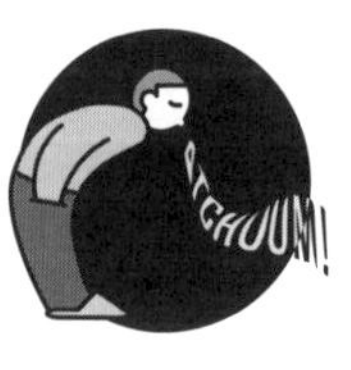

AL CABO DE 6 DÍAS, la flema que contienen tus pulmones se desprende y es expulsada al toser; aunque el proceso completo tarda aproximadamente 3 meses, tu sistema respiratorio se recupera rápidamente.

A LAS 2 SEMANAS, llega más oxígeno a la piel, mejorando tu apariencia y deteniendo la aparición de arrugas prematuras. Tu estado físico mejora y ya puedes comenzar a practicar tu deporte favorito con relación a tu edad y estado en general.

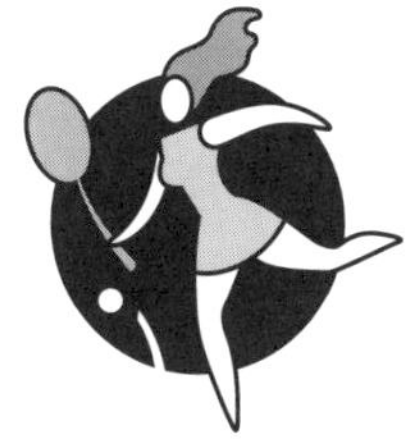

A LOS 2 MESES, tu nivel de energía aumenta, la sangre llega a todo tu organismo y el orgullo crece, ya que estás consiguiendo tu objetivo: dejar de fumar.

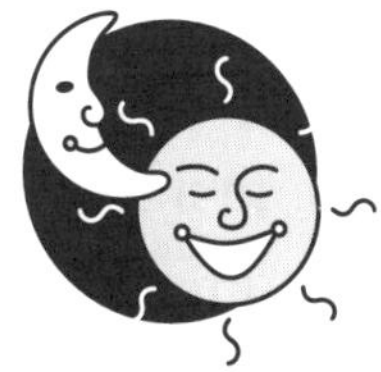

A LOS 3 MESES, tus pulmones funcionarán normalmente y estarán libres de congestión. En el hombre, el nivel de esperma se recupera totalmente; en la mujer, de quedar embarazada, aumenta la posibilidad de un embarazo a término.

A LOS 12 MESES, el riesgo de muerte súbita por algún problema cardiaco se reduce a la mitad.

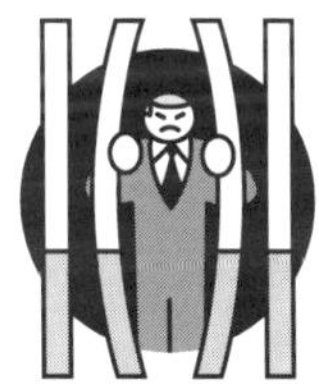

A LOS 3 AÑOS, ha disminuido el riesgo de padecer cánceres de vejiga, páncreas, esófago o boca.

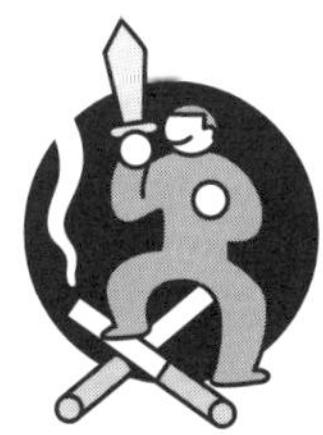

A LOS 5 AÑOS, el riesgo de morir por un ataque cardiaco es idéntico al de los que no han fumado nunca.

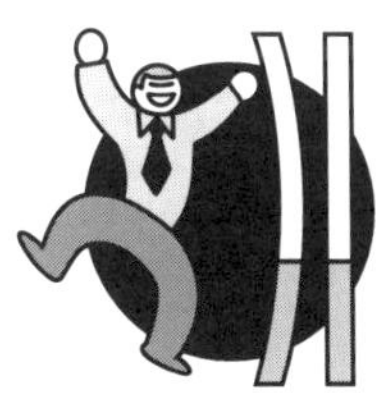

Muchas personas fuman para controlar el apetito o incluso para adelgazar. Todos hemos oído noticias de fumadores que se han puesto como un tonel después de dejarlo: esto les ha llevado a arrepentirse de su decisión e incluso a volver a fumar.

Engordar es muy «llamativo», y como tenemos memoria visual, la imagen se nos queda grabada y asumimos que dejar de fumar es sinónimo de engordar generosamente.

Así que has de tener muy claro por qué aumentan de peso algunas personas cuando dejan de fumar. Tres son las razones fundamentales:

1. Por el aumento desenfrenado de la ansiedad

Al intentar dejar de fumar sin un tratamiento de apoyo, el cuerpo reacciona con un aumento de la ansiedad que puede durar varios meses. Una forma de calmar el nerviosismo es comiendo y comiendo y comiendo y comiendo... sin parar. Porque comer es un *ansiolítico natural*.

Cuando se sigue un tratamiento de apoyo para dejar de fumar, no aumenta la ansiedad. Si piensas dejar de fumar y te preocupa tu peso, no olvides controlar la ansiedad con algún tipo de tratamiento.

2. Por la eliminación del alquitrán

El fumador, especialmente el de tabaco negro, tiene tapizadas la boca, la nariz y la garganta con una capa de alquitrán. Al dejar de fumar, la lengua se va limpiando poco a poco y los alimentos saben y huelen mejor. «¡Qué rico está el paté, me voy a preparar un par de tostadas más!» «¡Qué bueno sabe el vino...!» ¡Ojito!, ¡Ojito!

3. Por la disminución del gasto metabólico

Efectivamente, la nicotina aumenta el metabolismo, lo que quiere decir que el fumador habitual, aun en reposo, consume más reservas que el no fumador. Por eso, al dejar de fumar, si se sigue comiendo lo mismo suele ganarse un poco más de peso. De todas formas, y al margen de cuestiones estéticas, si comparásemos el daño que para la salud supone fumar equivaldría a un exceso de peso de unos 40 kilos.

Cuando lo dejan, algunas personas que fuman más de un paquete al día desde la adolescencia pueden llegar a necesitar varios meses para normalizar todas las funciones de su organismo. Su cuerpo tiene que reaprender a funcionar sin todos esos compuestos nocivos que ha absorbido durante años. Estas personas pueden tener momentos de ansiedad o un importante aumento de peso después de 2-3 meses de tratamiento; en tal caso conviene realizar un régimen leve de control del peso durante un periodo de 6 meses a un año.

Recomendaciones para mantener el peso que deseas (o cómo evitar la epidemia del siglo XXI: el sobrepeso)

- Aumenta el consumo de frutas y verduras.
- Evita aperitivos y picoteo entre horas.
- Es muy importante controlar lo que se cena: las calorías del desayuno y la comida se consumen durante el día; sin embargo, la cena se acumula en forma de grasa durante la noche.
- Bebe mucha agua.
- Nunca olvides que existe una comida que adelgaza: la que se queda en el plato.

¿A QUIÉN TE PARECES, A ANA O A GEMA?

Éste es el relato de Ana:

«Dejé de fumar el mismo día que Gema, mi compañera de trabajo, pero no sé qué pasó que ella no engordó más de 1 kg y yo gané 12 en un mes y medio. Y eso que como lo que un pajarito, casi nada... Bueno, lo único es que, en vez de hacer como ella, que se entretiene llenando la botella de agua, y con esa disculpa se levanta de su sitio y estira las piernas, yo, que no me gusta beber entre horas, como alguna patata frita. Es que tengo el armario al alcance de la mano y no puedo contenerme.

»Por lo demás, como no sea las almendras de media tarde, nada... salvo esas dos cervecitas con pincho después del trabajo, que para mí son sagradas.

»Yo es que no tengo tiempo para hacer ejercicio. No sé de dónde saca Gema la energía para darse esos paseos después de trabajar. Además, es que casi ni como durante el día, y para la cena algo sencillo, ya sabes, un poco de fiambre, unas croquetas, unas salchichas... algo cómodo de preparar. Sinceramente, las verduras a mí no me dicen mucho. La verdad es que Gema no sé qué hace, que ni dejando de fumar engorda la criatura.»

No se recomienda dejar de fumar y, a la vez, iniciar un régimen de adelgazamiento. Mejor paso a paso: primero dejar de fumar y después el régimen.

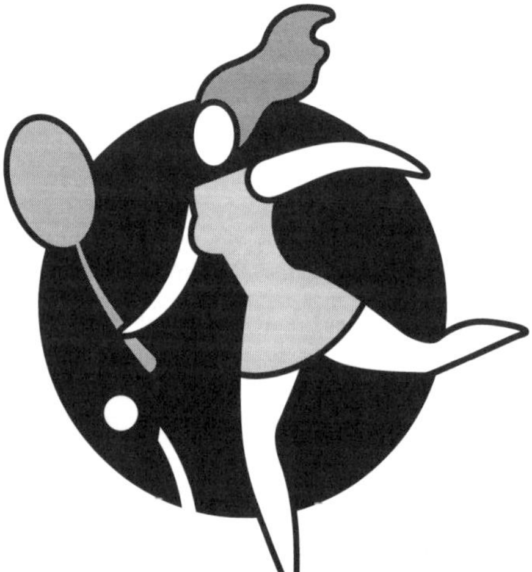

MEJORA TU MENTE: HAZ EJERCICIO FÍSICO

Todo el mundo conoce los beneficios del ejercicio físico para el cuerpo, pero la mayoría ignora los beneficios para la mente. Hacer ejercicio físico de forma regular te ayuda a tener las ideas claras, controlar el apetito, aumentar tu autoestima y, lo que es muy importante, activa los mecanismos de placer en el sistema nervioso.

Esta última ventaja, motivada entre otras razones por la descarga de endorfinas, convierte al deporte en un importante aliado (y sustituto) en el abandono de cualquier adicción.

¿CÓMO PUEDES CRUZAR EL «MAR» DEL TABAQUISMO?

Cuando el fumador abandona el tabaco tiene que cruzar a nado la distancia existente entre la orilla *limpia* y la orilla *dependiente* de la nicotina. Esta travesía dura varias semanas, aunque afortunadamente la fuerza del mar va amainando. Las tres primeras semanas la mar está picada, pero luego se calma. Sin embargo, no se debe parar de nadar en ningún momento.

¿Quieres intentar esta travesía a nado tú solito, a pleno pulmón (el 85 por ciento de la gente se queda en el camino), o prefieres ir en un colchón neumático, con un tratamiento (el 75 por ciento llega sano y salvo)? Además, si eres consciente de lo que vas dejando atrás, disfrutarás un montón en la travesía.

Recuerda:

- Para dejar de fumar sólo hace falta un método; olvídate de la fuerza de voluntad.
- No es preciso que lo pases fatal y que aguantes.
- Se trata de que te sientas cada día mejor, de que te liberes de la obligación de encender un cigarrillo y aspirar el humo varias veces al día.
- Miles de personas dejan de fumar cada día.
- Si estás ya convencido, pasa al siguiente apartado. Pero si no lo estás, relee este capítulo, es como la tónica, al menos tienes que probarla cuatro veces para que te convenza.

III LA DEPENDENCIA PSICOLÓGICA: QUÉ ES Y CÓMO LIBERARSE DE ELLA

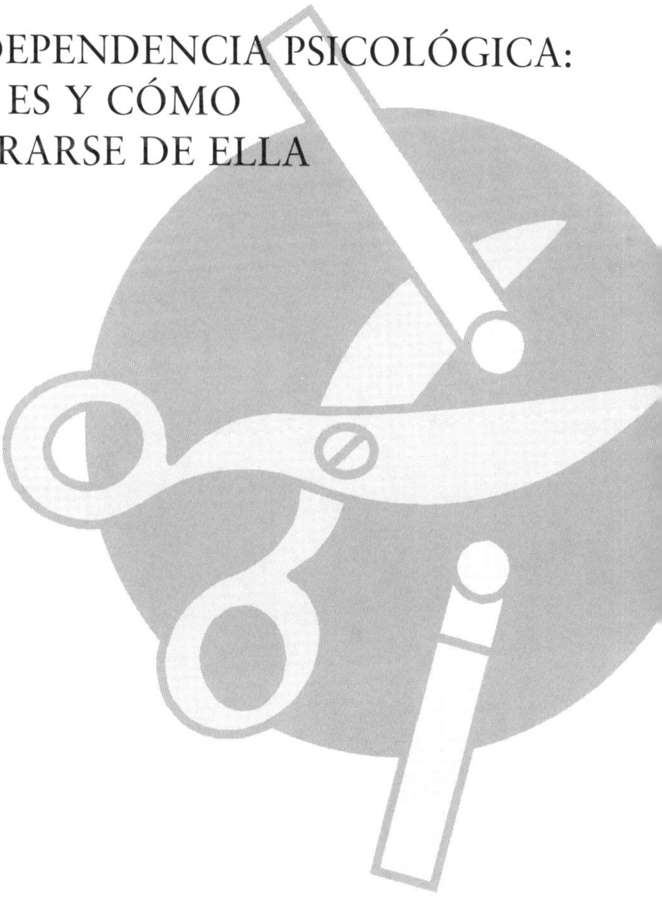

Bueno, ya has pasado las primeras semanas sin fumar y has comprobado que seguir el tratamiento es mucho más fácil de lo que te parecía en un principio. El primer obstáculo está superado con ayuda: el «mono» físico ha desaparecido y cada día te sientes más libre.

Ahora vamos a abordar la parte más importante del libro: qué es la dependencia psicológica y cómo liberarse de ella.

La dependencia psicológica consiste en atribuir al cigarrillo propiedades que NO tiene, como ser relajante, producir placer o hacer que uno se sienta mejor en determinadas situaciones.

¿Estás convencido de que te sientes mejor fumando, de que el pitillo te relaja y es un placer, de que te ayuda a concentrarte? ¿Crees que, realmente, echarás de menos el cigarro cada vez que pases por determinadas situaciones, que cada vez lo anhelarás con mayor intensidad y que recaerás porque, aunque fumar es perjudicial, te aporta algo?

El cigarro no relaja ni es placentero en sí mismo: sólo es adictivo.

Se ha creado una sutil cadena basada en una ilusión que engancha incluso a los más inteligentes fumadores. Sigue leyendo y comprenderás mejor en qué consiste la dependencia psicológica.

«YO FUMO PORQUE ME RELAJA.» (PERO, ¿PUEDE RELAJARME EL TABACO?)

Imagina a un fumador que atraviesa una situación de estrés, por ejemplo, un importante atasco.

- El solo hecho de recorrer 100 m en 20 minutos y saber que va a llegar tarde al trabajo le da 4 puntos a su nivel de estrés.
- Cuando descubre que no tiene tabaco en el coche, éste sube otros 3 puntos: le falta la nicotina, está que «echa humo por las orejas». Ya tiene 7 puntos.
- Pide un cigarrillo a un vecino de atasco y se lo fuma ávidamente. Entonces el estrés desciende 3 puntos,

los causados por la ausencia de nicotina en sangre, ni más ni menos. Aunque está un poco más calmado, continúa en el atasco con sus 4 puntitos de estrés, los mismos que tiene el conductor no fumador del coche de delante.

- El fumador razona de una forma errónea: «A mí fumar me relaja. Hace un rato estaba mucho más nervioso, pero después del pitillo me encuentro mejor. Yo, sin tabaco, no podría soportar el estrés del atasco.»

Pues bien, aunque el fumador deje de fumar, si continúa pensando que fumar le relaja, cuando pase una época difícil o de estrés pensará que se puede tranquilizar fumando, y sin duda recaerá.

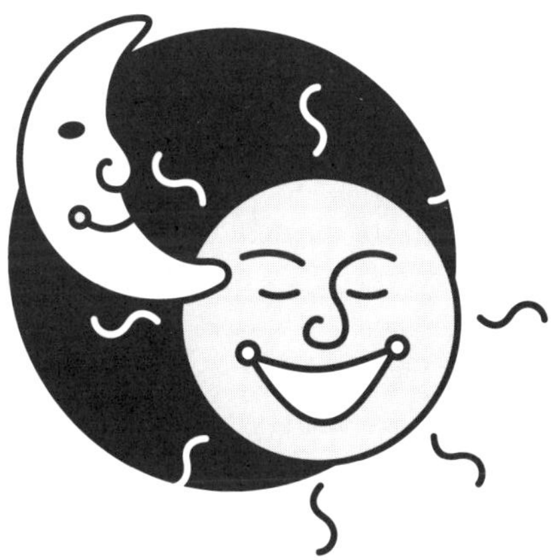

Este tipo de recaída es de origen *psicológico* y suele tener lugar entre el tercer mes y el primer año después de abandonar el tabaco.

Mi consejo es que, cuando estés nervioso o estresado, hagas ejercicio físico, escuches música suave, consultes a un psicólogo o preguntes si es conveniente que te receten un ansiolítico.

RECUERDA QUE NINGUNO DE LOS COMPONENTES DEL CIGARRO ES RELAJANTE: la nicotina es adictiva, el benzopireno es carcinógeno... Es una falacia, una trampa, pensar que te tranquilizarán.

Yo mismo caí en las redes del tabaco durante los 6 años de mi carrera. No podía ni imaginar ir a un examen sin tabaco suficiente. Pensaba que era mi perfecto ansiolítico, creía manejar mejor la tensión con mi amigo el pitillo. Al principio fumaba, sobre todo, en situaciones de ansiedad, pero luego, poco a poco, me valía cualquier excusa para echarme un pitillo: festejar los aprobados, las charlas en el bar de la facultad, los descansos entre clase y clase... Hubiera jurado por mi vida que fumar tranquilizaba. Sólo años más tarde comprendí que fumar, efectivamente, tranquiliza, pero a quien es adicto a la nicotina.

> La falta de nicotina produce nerviosismo, y éste sólo se calma fumando.

«YO FUMO PORQUE ME GUSTA.» (PERO, ¿PUEDE REALMENTE GUSTARME EL TABACO?)

Recuerda la primera vez que fumaste, ¿te gustó? Si le dices a un no fumador que dé una calada a un cigarro, ¿crees que le gusta o que, más bien, le disgusta? ¿Qué cara pone? Una persona que nunca ha fumado, o que lo dejó hace mucho, cuando prueba un cigarrillo puede sentir náuseas, vómitos o, incluso, sufrir una lipotimia. Lo más probable es que sienta de todo menos placer. Entonces, ¿por qué muchos fumadores aseguran que disfrutan fumando o dicen que fuman, simplemente, porque les gusta?

El fumador habitual, a las dos horas del último pitillo, empieza a tener ansiedad, «mono» de tabaco; no sabe bien cómo definir el desasosiego que siente. El fumador es un adicto a la nicotina y sólo se encuentra bien cuando la tiene en su cuerpo. Si lleva tiempo sin fumar, le entran poderosas ganas de hacerlo. Entonces *fuma, repone el nivel del tóxico, alivia el «mono» y confunde este alivio con placer.*

Pero como antes hemos dicho, el cigarro no tiene nada que ver con el placer: si así fuera, el no fumador podría disfrutar de sus cualidades. La única persona que saborea la intoxicación de humo es aquella que tiene sus neuronas acostumbradas a funcionar correctamente sólo con nicotina. Así pues, basta con que llames *placer* al alivio del «mono» para que ya puedes *disfrutar* del cigarro.

El cien por cien de los fumadores no animarían a sus hijos a fumar, pero ¿por qué si se trata de un placer? Fumar es como correr con una mochila cargada de piedras: al quitártela sientes un lógico alivio, pero ¿acaso dirías: «¡Cómo me gusta cargar con una mochila bien cargada de piedras, disfruto tanto cuando me la quito!»? ¿Te pondrías unos zapatos de un número menor sólo para sentir alivio al descalzarte? Pues similar es el *placer* del fumador.

Confundir el alivio con una sensación de relax o placer no es la única de las posibles confusiones, como podrás comprobar a continuación.

EL CIGARRO SIRVE PARA TODO. (TESTIMONIOS EXTRAÍDOS DE LAS HISTORIAS CLÍNICAS DE TABACOUT®)

Ante la pregunta «¿Por qué fumas?», nuestros pacientes responden con argumentos antagónicos, como se ve en los siguientes ejemplos:

— «A mí fumar me relaja, me ayuda a concentrarme.»

— «El cigarrito de por la noche me ayuda a dormir y el pitillo de por la mañana me despeja la mente.»

— «Me abre el apetito fumar durante el aperitivo.»

— «Fumar me quita el hambre, me ayuda a adelgazar.»

— «Fumo porque tengo ganas de fumar.»

— «Fumo porque me siento mejor.»

— «A mí el pitillo me ayuda a escribir buenos artículos.»

— «A mí el cigarro me hace compañía.»

— «Con un cigarro en la mano me desenvuelvo mejor en las fiestas.»

— «Fumo para disfrutar de la soledad.»

— «Necesito el tabaco para aguantar a los niños.»

— «Fumo porque mi novio me pone de los nervios.»

— «Fumo porque no tengo novio.»

— «No sé por qué fumo.»

— «A mí me gusta el sabor.»

— «A mí me gusta el olor.»

— «Fumo porque me gusta manipular el pitillo y el mechero.»

— «Me gusta el ritual asociado al tabaco.»

¡Ah, si existiera una sustancia capaz de producir tantos efectos...!

Todos los testimonios anteriores son de fumadores que han abandonado el tabaco tras realizar el tratamiento TABACOUT®.

Los efectos que describen son diferentes formas de llamar a la *reposición de nicotina en organismos dependientes y faltos de ella.* Tras leerlos, parece que el tabaco es una droga mágica, ante la cual cada fumador experimenta unos beneficios particulares. Pero todos sabemos que no hay ninguna droga que relaje y estimule a la vez.

Entonces, ¿por qué fuman?, ¿por qué fumas tú?

> El fumador fuma porque tiene una enfermedad llamada «tabaquismo»: es crónica y contagiosa, disminuye la esperanza de vida, pertenece al grupo de las adicciones y es fomentada socialmente.

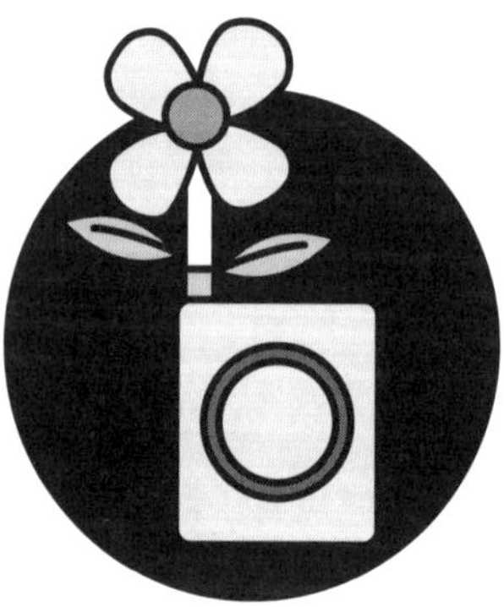

Al fumador le cuesta aceptar la idea de que fumar no es algo placentero, porque ésta entra en confrontación directa con su propia experiencia diaria. No es sencillo desmontar tal creencia, aunque se comprenda racionalmente. Por lo tanto, aunque dejes de fumar, si sigues pensando que el cigarro te da placer, es posible que recaigas.

No hay duda de que los fumadores dependen psicológicamente del tabaco. Veamos a continuación otros dos ejemplos:

- *María T. G., 32 años:*
  «Ya sé que fumar no es bueno, pero en una fiesta me siento más divertida con un cigarrito en la mano.»
  Respuesta: «Con una copa sí puedes desinhibirte y encontrarte más divertida, pero no con un cigarro. El alcohol en pequeñas dosis desinhibe, el tabaco sólo causa adicción. Los fumadores no son los más divertidos ni los que mejor se lo pasan en las fiestas.»
- *Javier G. M., 43 años:*
  «Fumar me hace toser y me levanto fatal. Pero soy periodista y tengo que escribir varios artículos cada día, y con el pitillo me inspiro más y escribo mejor.»
  Respuesta: «Con un café puedes estimular tu cerebro, aumentar tu concentración y escribir mejor

20 cigarrillos al día, por una media de 10 caladas cada uno, son 200 caladas diarias y 73.000 anuales. La asociación entre fumar y falso placer se refuerza, pues, unas 73.000 veces al año.

porque la cafeína activa el sistema nervioso: está comprobado. Pero introduciendo el humo de hojas secas en tus pulmones, lo que estás haciendo es dificultar la oxigenación del cerebro. Otra cosa es que seas adicto a la nicotina, en una palabra, fumador, y que cuando no la tengas en sangre te cueste más trabajo concentrarte en tareas que requieren lucidez mental. Así pues, la sensación de que con un cigarro se trabaja mejor es absolutamente falsa. Lo objetivo es tan sólo lo demostrado científicamente: que *el rendimiento físico y laboral* DISMINUYE *en los fumadores.*

Tanto María como Javier, aunque dejen de fumar y superen la dependencia física, empezarán a echar de menos el tabaco: María, en las fiestas y reuniones; Javier, cuando tenga un pico de trabajo. Quizá, en poco tiempo, ya no tengan el síndrome físico de la abstinencia, pero como están convencidos de que el tabaco puede ayudarles a sentirse mejor, será más fácil que recaigan. Al volver a fumar, pensarán que el cigarro les aporta estabilidad y seguridad. Esta dependencia psicológica atrapa incluso a las personas más inteligentes.

La idea de que fumar es algo placentero o relajante es falsa: es puro *marketing* de las compañías tabaqueras.

Es curioso ver cómo algunos fumadores intentan utilizar el cigarro para estabilizar su estado de ánimo, cuando en realidad es al revés: el tabaquismo supone la *desestabilización continua* del estado de ánimo.

Si entiendes bien esta idea, no dejarás de fumar porque sea perjudicial para tu salud, por ahorrar dinero o porque te lo prohíban en el trabajo; simplemente lo harás porque te darás cuenta de que se trata de una adicción absurda e inútil.

¿Te compensa ir subido en una montaña rusa durante toda tu vida? Lee el siguiente testimonio:

> «Cuando no tengo tabaco me siento mal, estoy abajo, abatido. Entonces fumo y me encuentro mejor, ¡qué rico sabe el tabaco!, y voy subiendo la cuesta, más animado. Me encuentro a gusto en la cima, un rato al cien por cien [como estaría todo el día si no fumase], pero cuando la nicotina empieza a faltar, mi bienestar desciende con ella. Entonces, bajo la cuesta cada vez más deprisa, me siento nervioso, me falta algo, no me gusta encontrarme así... Cojo un cigarrillo, lo enciendo, le doy una calada y otra vez para arriba, ¡qué bien me sienta fumar!, un ratito de normalidad y otra vez para abajo, me encuentro mal, quiero fumar, fumo y ¡qué relax! Otra vez arriba un ratito, luego abajo... y así todo el día, ¡qué horror!»

¿CÓMO SALIR DE LA TRAMPA PSICOLÓGICA?

Hace tiempo los médicos nos hicimos la siguiente pregunta:

> ¿Por qué muchos fumadores tienen ganas de fumar cuando las neuronas ya se han desenganchado de la nicotina y pueden funcionar con normalidad sin ella, por ejemplo, dos años después de fumar por última vez?

No hay más que una respuesta:

> Porque piensan que se van a encontrar mejor, como les sucedía cuando eran fumadores y aliviaban el «mono» de la nicotina. Pero no saben que después de dos años sin fumar no hay ningún «mono» que aliviar.

> **Piensa en el cigarro como un cebo: bonito por fuera, pero con un anzuelo dentro.**

Para poder desengancharte psicológicamente:

- No eches de menos el cigarro en situaciones de tensión o aburrimiento. Los no fumadores también tienen que encontrar salidas a este tipo de situaciones y no se les ocurre fumar; algunos lo hacen y, al poco tiempo, se encuentran con dos problemas: el que ya tenían y el tabaquismo.

- Tú crees que necesitas el cigarro, que te beneficia, pero en realidad es a ti a quien necesita la industria tabaquera. Tu salud es el verdadero precio del tabaco. Y no existe beneficio.
- Recuerda que el tabaco no te da nada, sólo te quita salud, imagen, energía, dinero, autoestima...
- Se habla del mejor momento para dejar de fumar: al acabar el fin de semana, durante el verano, el 1 de enero... El mejor momento es AHORA: tómate dos días para mentalizarte, consigue un tratamiento para el síndrome de abstinencia y ten presentes las pautas de este libro. Verás qué fácil es. Si tuvieras una astilla clavada en el pie, ¿esperarías un mes para quitártela? Cuanto antes te desprendas de la adicción al tabaco, mejor te sentirás. Cuanto antes le hagas frente, más rápidamente solucionarás el problema.

> Recuerda: dejar de fumar con un tratamiento y un plan es sencillo.
> Disfruta cada día sin fumar.

- Si ya intentaste dejar de fumar en otras ocasiones, recuerda en qué situaciones recaíste y prepárate para evitarlas. Una vez superada la dependencia física de la nicotina, es la psicológica la que toma el relevo como responsable de las recaídas.
- Dejaste de fumar hace tres meses pero tienes ganas de dar unas caladas. No evites pensar en el cigarro; al contrario, analiza con cuál de sus cualidades estás fantaseando y qué esperas que te aporte. Pregúntate si ese aporte (relajación, placer...) te lo puede proporcionar realmente el cigarro o si, simplemente, se trata de una fantasía.
- Y recuerda que fumando no lograrás sentirte mejor de lo que te sientes ahora. El cigarro te atrapará de nuevo y volverás a caer en las redes del tabaquismo.

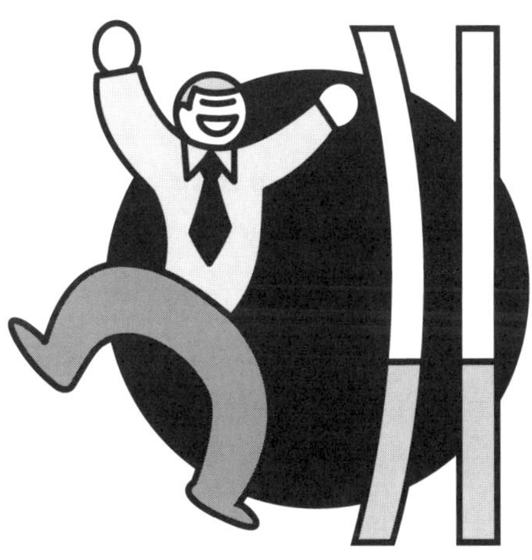

Testimonio de un fumador el día previo a dejar de fumar

«Para mañana, cuando me levante, ya lo tengo todo planificado. Me afeitaré antes de fumar..., quiero decir, me ducharé antes de afeitarme, por cambiar de orden los hábitos. Después, me fumaré el desayuno, ¡vaya!, otra vez..., vamos, que desayunaré y así evitaré fumar hasta las... ¡qué confusión más tonta, si ya no fumo! Entonces, después de desayunar... Estoy pensando que será mejor que me levante unos minutos más tarde y así, después del primer cigarrito... ¡que no me fumaré, que ya se me había olvidado que no fumo! Bueno, pues eso, no me sobrará tiempo y no pensaré en el tabaco... ¡Puf!... Voy a ponerlo por escrito porque se me puede olvidar lo que tengo que hacer en cada momento...»

Autoevalúate

Lee estas afirmaciones de fumadores en las que describen lo que les atrae de fumar y numéralas según tu grado de identificación: la 1ª será con la que más te identificas y, la 7ª, la que menos importancia tiene en tu decisión de fumar.

Afirmaciones	Puntuación
1 Cuando fumo me siento más seguro con otras personas, me es más fácil hablar y relacionarme con los demás.	
2 Fumo para estimularme y no aminorar mi ritmo de actividad.	
3 Sostener un cigarrillo forma parte del placer de fumarlo.	
4 Fumar cigarrillos es relajante y placentero, me apetece más fumar cuando me siento relajado.	
5 Enciendo un cigarrillo cuando me enfado por algo o deseo evadirme de preocupaciones.	
6 Cuando me quedo sin tabaco, no paro hasta que lo consigo de nuevo, y siento verdadera ansia cuando estoy un tiempo sin fumar.	
7 Fumo como un autómata, sin apenas darme cuenta de ello.	

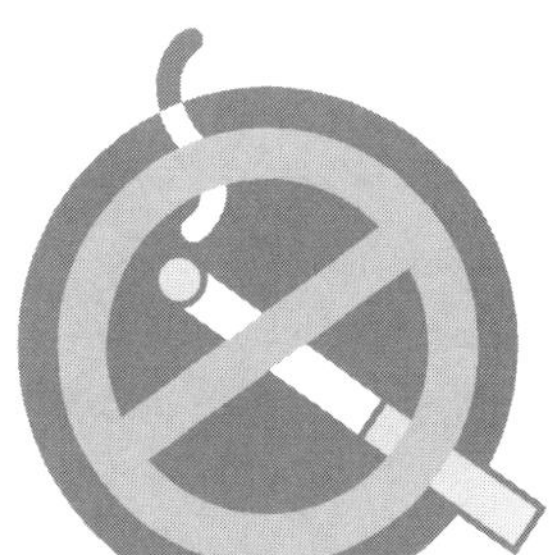

Ahora comprueba qué ilusión o propiedad mágica le atribuyes al tabaco.

1	FUMADOR SOCIAL	Fumas más en situaciones de ocio, donde encuentras otros fumadores. Fumas por complicidad con otros fumadores, lo que te ayuda a sentirte integrado, y para tratar de incrementar el placer de la situación social en sí misma.
2	FUMADOR POR ESTIMULACIÓN	Fumas porque piensas que el tabaco te estimula y te da energía psíquica.
3	FUMADOR POR OCUPAR LAS MANOS	Piensas que es divertido ocupar tus manos con el cigarro, que te ayuda a relajarte y a reflexionar.
4	FUMADOR POR PLACER	Estás convencido de que el tabaco es placentero en sí mismo.
5	FUMADOR POR RELAJACIÓN	Piensas que el humo del cigarro calma los nervios.
6	FUMADOR POR SÍNDROME DE ABSTINENCIA	Tienes miedo de dejar de fumar por el sufrimiento que conlleva el síndrome de abstinencia.
7	FUMADOR POR HÁBITO	Sigues fumando porque lo llevas haciendo muchos años y nunca lo has dejado.

Recuerda:

- El tabaco tiene una propiedad farmacológica fundamental: es adictivo. No solamente crea dependencia física, sino psicológica, y por eso puedes añorarlo toda la vida.
- Atribuir propiedades falsas al tabaco (relax, placer...) engancha a las personas más inteligentes.
- Al fumador habitual le produce «mono» la falta de nicotina. Cuando fuma, lo calma, y entonces confunde este alivio con el placer o la sensación de relax.

IV LA ADICCIÓN SOCIAL: QUÉ ES Y CÓMO LIBERARSE DE ELLA

¿POR QUÉ CONSIDERO TAN IMPORTANTE LA ADICCIÓN SOCIAL?

Por tres razones fundamentales:

- Porque la sociedad, aun hoy, te empuja a fumar.
- Porque más del 60 por ciento de los cigarros se fuman en compañía de otras personas.
- Porque las obstinadas estadísticas nos dicen que el 32 por ciento de los ex fumadores recaen en contra de su voluntad ante situaciones de presión social.

El ex fumador se ve presionado por otros fumadores o por la situación hasta consumir de nuevo el cigarrillo y hacerse otra vez adicto a él. Cuando compras lotería, lo haces porque piensas que te puede tocar; pero cuando montas en un coche, no crees que te puedas chocar.

Pues esto es algo parecido: una vez que los fumadores dejan de fumar, no piensan que van a recaer porque el entorno fumador les abruma y envuelve. A pesar de ello, 3 de cada 10 recaídas se deben a situaciones de presión social.

No debes olvidar que somos «animales sociales», que el *Homo sapiens* es una especie gregaria, por lo que cubre la mayor parte de sus necesidades básicas relacionándose con los demás, viviendo en grupo.

La influencia del grupo sobre el individuo es muy fuerte, superior a lo que la mayoría pensamos. Es muy posible que, si todos tus amigos juegan al tute, a ti te acabe interesando. Veamos algunos ejemplos:

Fernanda G.:
«Mi jefe fuma, mis amigas también, y mis actores favoritos... Y yo ¿por qué no voy a fumar?»

Bernardo F.:
«No quería volver a fumar, pero en la boda de mi primo todos empezaron: "¡Pero cómo no vas a fumar, si fuma hasta el novio! Venga, hombre, no vas a ser tú el único..." Y, al final, caí.»

Álvaro F.:
«Todos los de mi partida de mus fuman. Me cansé de dar excusas para no fumar y, al final, terminé

haciéndolo. No tengo ganas de explicar a todas horas por qué lo he dejado.»

Olga P.:
«En la oficina fumamos todas y nos echamos un pitillito mientras charlamos. Lo pasamos bien. No todo va a ser trabajar y trabajar.»

¿POR QUÉ FUMAR ES ALGO NATURAL EN NUESTRA SOCIEDAD?

¿Por qué no consideramos el tabaquismo como una epidemia mortífera? ¿Cómo hemos llegado tan lejos? ¿Por qué la presión social nos impulsa a fumar?

Vamos a recordar el importante papel que han tenido y tienen las productoras de tabaco y los medios de comunicación en el camino hasta la actual situación.

No hay duda de que la venta de cigarrillos es un gran negocio y las tabaqueras, como otras empresas, utilizan la publicidad para convencer a la gente; además, permanecen indiferentes ante los efectos perjudiciales del tabaco en los fumadores, ya que lo que les interesa es su rentabilidad.

Durante muchos años nadie dijo que fumar era una adicción que causaba enfermedades graves e incluso, en algunos casos, la muerte prematura. Las compañías tabaqueras han moldeado a su gusto nuestro subconsciente y han conseguido disfrazar esta mortífera adicción.

En los años cuarenta y cincuenta del siglo pasado se impuso mundialmente la moda de fumar. Hacerlo era un signo de distinción. Aún hoy, muchas personas asocian el tabaco al lujo, el esnobismo, la elegancia y el *glamour*; otras piensan que ofrecer un pitillo rubio es invitar a compartir una amistad.

Son muchos ya los años de publicidad directa e indirecta por parte de los departamentos de marketing de las tabacaleras. La indirecta resulta siempre mucho más efectiva y sutil: cualquiera guarda en su subconsciente las innumerables películas en las que el protagonista-héroe, después de derrotar al «malo», fuma para intensificar su heroicidad. Piensa en Humphrey Bogart —que, por cierto, murió de un cáncer de pulmón— o en aquella actriz que no podía estar más seductora con su largo cigarrillo, Marlene Dietrich, o en el vaquero, que cuando enciende un cigarro aumenta su imagen de hombre fuerte.

Crear una imagen positiva de algo tan negativo como la adicción al tabaco ha sido un éxito espectacular del *marketing* de las compañias tabaqueras.

Durante los años sesenta y setenta las ventas de cigarrillos crecieron imparables, potenciadas por las grandes campañas de publicidad que se realizaron en todos los medios de comunicación. Toda la información que llegaba al mercado procedía del vendedor y ni el Estado ni el comprador la rebatían. Fue en 1964 cuando apareció la primera advertencia: un estudio, desarrollado por Doll y Hill en Inglaterra, indicaba que el riesgo de cáncer de pulmón era superior en fumadores que en no fumadores. Nadie les hizo ni caso. Pero esa vocecita fue subiendo de tono y, afortunadamente, ahora ya existen multitud de mensajes que frenan la expansión del tabaco.

El consumo comenzó a estabilizarse hacia 1983, periodo en el que muchos fumadores de tabaco negro se pasaron al rubio, sobre todo las mujeres y los más jóvenes.

Quizá pienses que los cigarrillos no han evolucionado con el tiempo, que un pitillo de 1960 es básicamente igual a uno del año 2002. Pues no: la diferencia es la misma que entre una televisión o un coche de hace cuarenta años y uno moderno. El fabricante ha ido

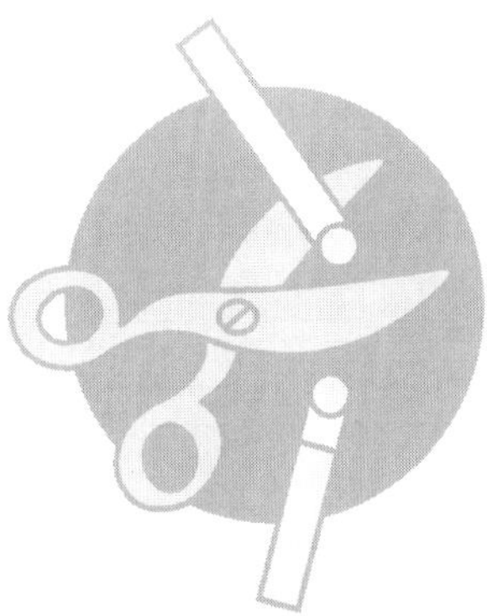

El cigarrillo es el único producto que, utilizado conforme a las instrucciones del fabricante, produce graves daños a su consumidor.

mejorando su producto, haciéndolo más adictivo y menos desagradable. El filtro le ha valido para eliminar el sabor amargo, y el amoniaco añadido facilita que la nicotina se volatilice antes y suba rápidamente al cerebro. Los cigarrillos modernos incorporan hasta treinta aditivos distintos, cuyo objetivo es que sepan y huelan mejor: cacao, güisqui, ron..., es decir, lo que se denominan «salsas». Afortunadamente, en España la cantidad de nicotina está limitada por ley.

No hay otro producto en el mercado que tenga una distribución tan desarrollada como el tabaco: se vende en estancos, gasolineras, bares y cafeterías, restaurantes, tiendas 24 horas, quioscos, supermercados, grandes superficies, centros de ocio, máquinas expendedoras en playas, bingos, casinos... Es el único producto que se comparte con conocidos y desconocidos: sacar el paquete y ofrecer un cigarrillo es síntoma de «buen rollo». El

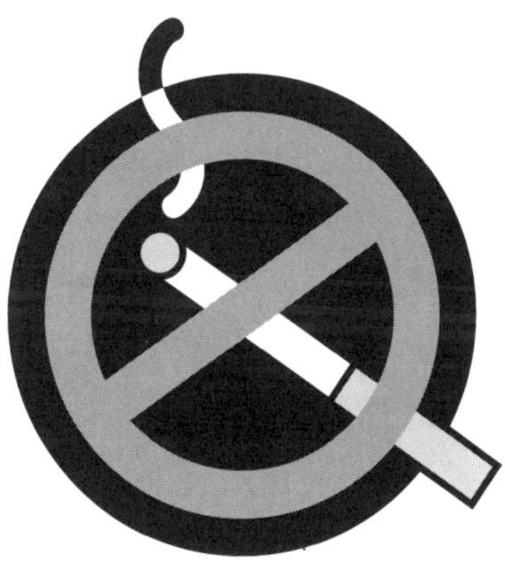

problema es que, una vez arraigada esta idea en la sociedad, cambiarla cuesta muchísimo, más cuando aún se sigue promocionando.

Imagina por un momento que el tabaco no existiese, y hoy día un individuo pretendiese introducirlo y comercializarlo en sociedad. Imagina que empezase a vender un producto que crea adicción y es perjudicial para la salud. No dudes que sería inmediatamente detenido y demandado.

Sin embargo, en España se comienza a desmitificar el consumo de tabaco. Afortunadamente, la cuestión está cambiando y, sin embargo, el *marketing* todavía se ceba en los adolescentes, lo que evidencia que queda mucho por hacer.

- Más del 90 por ciento de los fumadores comienzan con la adicción antes de los 20 años.
- La campaña que cede el 0,7 por ciento de los ingresos de la venta de tabaco al Tercer Mundo convierte en buenas intenciones lo que es, en realidad, el afán de lucrarse gracias a la adicción que provoca esta droga.
- En algunas campañas publicitarias se relaciona el tabaco con el deporte. Pero, ¿qué tiene que ver el tabaco, que dificulta la oxigenación de los músculos y altera el funcionamiento del corazón, con el deporte o el ejercicio físico?

En fin, poco a poco la verdad va ocupando su lugar. En la actualidad, gracias a numerosos estudios científicos, se sabe que fumar no sólo es una adicción, sino que constituye la principal causa de enfermedad y muertes evitables.

En la actualidad, en España fuma el 34 por ciento de los varones aunque, por fortuna, este porcentaje está descendiendo en los últimos años. Sin embargo, la cifra de mujeres fumadoras (27 por ciento) aumenta cada año.

De los países europeos, Inglaterra es el más adelantado en cuanto a la censura del tabaco: está prohibida toda publicidad y, por ejemplo, sólo fuman el 10 por ciento de los médicos, mientras que en España e Italia lo hace el 38 por ciento. ¡Ya es hora de que demos ejemplo!

¿Y qué dicen los gobiernos sobre la difusión del consumo de una droga?

- Al principio, muchos gobiernos intentaron penalizar y prohibir el consumo de tabaco, pero al ver que se extendía como una epidemia, decidieron beneficiarse y lo gravaron con elevados impuestos.
- En la actualidad, si todos los fumadores dejaran de

fumar, el Estado entraría casi en déficit, ya que sus arcas se vaciarían. Por ello son muchos los gobiernos que miran hacia otro lado. Ante esta actitud de las autoridades oficiales, algunos de sus maliciosos detractores añaden: «No es sólo lo que dejarían de ingresar si se vendiera menos tabaco; piensa en que la mayoría de los fumadores mueren antes y en que esto supone un importante ahorro en pensiones...»

Como no podemos luchar contra todos estos gigantes, vamos a concentrarnos en *tu* objetivo: conseguir que te libres de la esclavitud del tabaco. Recuerda siempre que David venció a Goliat.

> Aunque las cosas estén cambiando lentamente, todavía hoy la sociedad te anima y te impulsa a fumar.

¿CÓMO DEFENDERSE DE TODO ESTO? CRÉATE UN ESCUDO

Ahora vamos a ver qué comportamientos debes modificar para no recaer en situaciones sociales y salir reforzado en tu convicción de dejar el tabaco.

Debes modificar algunos de tus comportamientos y automatizarlos para crearte un escudo que te defienda socialmente del tabaco. Debes sentirte y comportarte como un no fumador.

Algunos ex fumadores aceptan mal que se les diga cómo deben comportarse socialmente, pero yo te aconsejo que lo hagas porque así no te costará trabajo mantenerte en tu decisión.

Para que todo te resulte más fácil, toma las siguientes medidas:

— Di «No, gracias, no fumo» cuando te ofrezcan un cigarro.
— Crea a tu alrededor una red de apoyo social.
— No envidies a los fumadores.
— Si tu pareja fuma, pacta con ella.

1. Di «No, gracias, no fumo» cuando te ofrezcan un cigarro

Somos animales lingüísticos: las palabras crean ideas y las ideas, emociones. Las emociones repetidas se adoptan como propias. Así que repite con frecuencia: «No, gracias, no fumo» y, lo que es muy importante, *hazlo con una sonrisa en la boca.*

Las palabras tienen más fuerza de lo que parece; al decirlas expresamos sentimientos que condicionan nuestra conducta.

Si empiezas a decir a menudo «No, gracias, no fumo» y lo repites cada vez que puedas, te irás convirtiendo, casi sin quererlo, en un no fumador.

Sobre todo cuando te ofrezcan tabaco, responde alto, claro y fuerte, como lo haría un no fumador, las CUATRO PALABRAS MÁGICAS:

«NO, GRACIAS, NO FUMO»

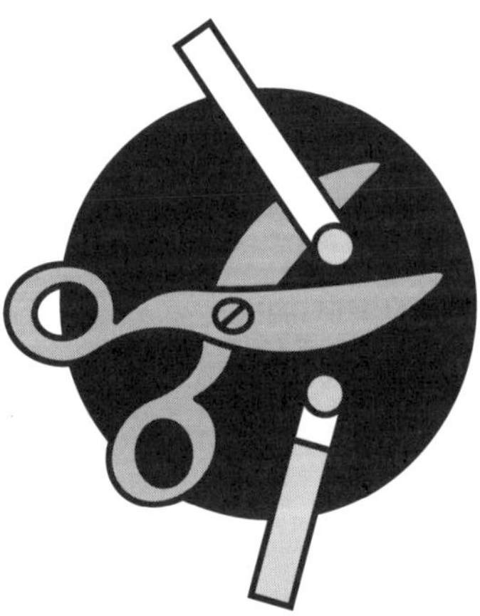

En muchas ocasiones, el ex fumador balbucea razones para disculparse por no coger el cigarro que le ofrecen. Pero no tiene que justificarse por haber dejado de fumar, ni mucho menos dar explicaciones. En todo caso, es quien sigue fumando el que debe justificarse.

Recuerda la sencilla fórmula de las palabras mágicas y repítela mirándote al espejo. Sí, eres tú, aunque te suene raro. Cuanto más practiques, más éxito tendrás. Cada vez que lo hagas, te irás autoconvenciendo.

2. Crea a tu alrededor una red de apoyo social

Éstos son los tres factores que van a incrementar tus posibilidades de éxito:

— Alta motivación.
— Elevada autoestima.
— Red de apoyo social: familia, amigos y compañeros de trabajo.

La alta motivación y la elevada autoestima ya las tienes; sólo has de crear el tercer factor:

- Cuenta a tu familia y amigos que has tomado la decisión de no fumar más.
- Informa a todos los fumadores que te rodean de que has dejado de fumar.
- Transmite con orgullo tu decisión.
- Te ayudarán y animarán, y además te comprometerás ante ellos.

Cada semana me sorprende conocer a algún ex fumador que lleva su decisión en secreto. NUNCA DEBES OCULTAR TU DECISIÓN DE DEJAR DE FUMAR: no importa que lo hayas intentado otras veces; tienes mayor motivo para estar orgulloso de ti mismo por no haber tirado la toalla y seguir adelante.

Te mereces elogios por tu decisión y tus progresos. Y si encuentras algún crítico que exprese dudas sobre tu éxito, piensa que *no necesitas la aprobación de nadie en una decisión tan beneficiosa para ti.*

IMPORTANTE

Habla a diario con gente que haya dejado de fumar. Conversa tan a menudo como puedas del tema con fumadores que hayan superado con éxito la experiencia de liberarse del tabaquismo.

¿TE IMPORTA QUE FUME?

A partir de ahora, ¿qué vas a responder cuando te pidan permiso para fumar? Imagina la siguiente situación: invitas a cenar en tu casa a varias personas. Una de ellas te pregunta: «¿Te importa que fume?» Es una situación nueva para ti. Te propongo, pues, algunas «salidas» que te sacarán de más de un apuro.

Postura recomendada

«Me gustaría que no fumarais. ¿Os importa salir a la terraza si queréis hacerlo?»	Es una postura firme y protectora para el que acaba de dejar de fumar, pero al mismo tiempo es polémica. No es intolerante ni exigente, ya que a los que no fuman les suele molestar el humo. Además, el ex fumador no tiene que pagar de por vida el haber sido fumador en el pasado.

Postura flexible

«Me gustaría que fumarais poco, por favor. Abriré la ventana para que no se cargue mucho el ambiente.»	Esta postura es más negociadora y flexible. A diferencia de la primera, resulta más práctica, sobre todo cuando el grado de adicción del que fuma es muy grande, o se trata de una persona poco razonable ante la cual no nos interesa imponernos, o es un cliente muy importante.

Postura peligrosa para ti

«Fumar todo lo que queráis, no me molesta. Es mejor que me acostumbre a vivir entre fumadores.»	Esta postura es un auténtico peligro para el que ha dejado de fumar. Si actúas de este modo, los fumadores no se cohibirán en absoluto en tu presencia y aumentarán tus probabilidades de recaer. Además, te irás convirtiendo en un fumador pasivo.

Como has podido deducir, para una persona que no fuma o que ha dejado de fumar, rodearse de fumadores comporta un riesgo para la salud al convertirse en fumador pasivo. Especialmente durante las primeras semanas de abstinencia, en las que uno todavía no se ha afianzado como no fumador, estar con fumadores puede desestabilizar nuestra conducta recientemente adoptada.

Las primeras tres semanas, evita situaciones en las que estés rodeado de fumadores.

Si no puedes evitar estas situaciones, informa a todos de que ya no fumas. Retira los ceniceros de tu alrededor y los pitillos...: ¡al cubo de la basura!

3. No envidies a los fumadores

> «Deseo fumar, como ése de ahí. ¡Qué bien me sentaría un cigarrito, pero no debo, no quiero, quiero pero no puedo, puedo pero no debo... Bueno, eso de que no debo... No es para tanto, no creo que fumar sea tan malo como dicen... Oye, ¿me das un cigarro?...»

Algunos ex fumadores comentan que todavía sienten envidia cuando ven a otros dando unas caladas «placenteras» al pitillo. Siguen fantaseando con los efectos «mágicos» del tabaco, pero seamos sinceros y directos: ¿quién envidia a quién? La triste realidad de los fumadores es que están atrapados:

- El 82 por ciento quiere dejarlo, y envidia a los que lo consiguen y a los que nunca han fumado.
- Fuman porque lo necesitan, pero creen que lo hacen porque les gusta.
- Aunque parece que disfrutan del cigarro, en realidad sólo están aliviando el «mono» por la falta de nicotina.
- Saben que con cada calada pierden salud, imagen, dinero, autoestima...

La verdad es que la mayoría de los fumadores envidia a los que consiguen dejarlo.

Tan importante es la situación en la que te encuentras como la dirección hacia la que te mueves: *tú estás iniciando un camino muy positivo diciendo adiós al tabaco.*

4. Si tu pareja fuma, pacta con ella

Dejar de fumar requiere el apoyo de tu entorno más próximo, así que habla con tu pareja y dile que «vas en serio».

- Es muy importante que se comprometa a ayudarte.
- No conviene que te haga bromas o comentarios que demuestren incredulidad: «Tú no lo vas a conseguir.»
- Su tabaco (cajetillas, cartones...) y su mechero deben estar guardados para que tú no los veas.
- Propónle que también lo deje y que ello mejorará su calidad de vida.
- Habla de una fecha concreta para dejar de fumar.
- Negocia cuáles serán las zonas destinadas a fumar y la limitación de ceniceros.

A continuación he incluido un diálogo-prototipo entre un fumador que va a dejar de serlo, Pedro, y su pareja fumadora, Conchi:

—Cariño, por fin voy a dejar de fumar.

—No estarás diciendo que yo también lo deje, ¿no?

—No, pero te pediría que no dejaras tu cajetilla a la vista.

—Vale, si sólo es eso... Pero te advierto que como te pongas insoportable te mando a dormir al sofá...

—Me voy a donde tú quieras, mi amor. Sabes, esta vez lo voy a conseguir porque cuento con el apoyo de un método para dejar de fumar: TABACOUT®. Me gustaría que tú también te animaras algún día.

—¡Vete al cuerno! Ya sabía yo que tramabas algo... Yo voy a seguir fumando porque me da la gana, ¿sabes? Y además me gusta fumar; no sólo me gusta, me encanta.

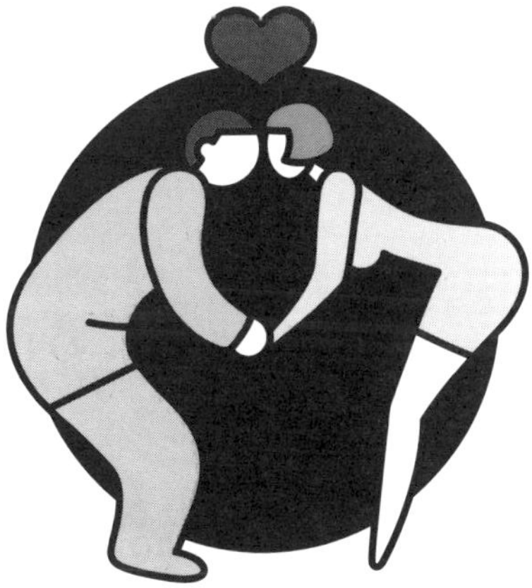

—Si quieres fumar, sigue haciéndolo, lo que tú quieras. A mí me gustaría que tú también lo dejaras, pero si sigues fumando, me ayudaría mucho que lo hicieras, por ejemplo, en la terraza, sobre todo los primeros días.

—Ya, claro... Y el siguiente paso es que me vaya a dormir a casa de mi madre. ¡Ni lo sueñes!

—Si durante los primeros días en algún momento me ves un poco alterado, te pediría que tuvieras un poco de paciencia. Creo que merece la pena intentarlo y que, esta vez, lo voy a conseguir. ¿Podrás ayudarme en lo que te he pedido?

—Lo voy a intentar. Perdona si he sido un poco brusca, he tenido un día de trabajo un poco demasiado duro. Ayúdame con la cena, que es la mejor terapia para dejar de fumar. Sí, lo que oyes, en vez de tumbarte en el sofá como haces siempre... Que una no para de trabajar duro todo el día, y llega a casa, y nadie le ayuda... Y después tiene que oír: «No tengo calcetines, la camisa está mal planchada...»

TABACO Y ALCOHOL: DOS DROGAS AMIGAS

Tabaco y alcohol forman un cóctel peligroso.

- Recuerda que el alcohol origina una broncodilatación por la cual la nicotina escapa antes del organismo; la consecuencia inmediata es la mayor necesidad de fumar. El que fuma uno tras otro mientras bebe lo que hace es aliviar un «mono» bastante más intenso de lo habitual por culpa del alcohol.
- Observa en cualquier pub, discoteca o bar un sábado por la noche cómo muchas personas beben mientras fuman de manera compulsiva. La confusa lógica de estos fumadores les dice que, a mayor número de cigarros, más placer. Ésta es la forma de pensar del fumador social.

> Así, muchas personas se van de fiesta, fuman sin parar y actúan como si disfrutaran de la vida de una forma más auténtica. Este comportamiento induce a pensar, a quienes se encuentran con ellos, que realmente se están perdiendo algo importante. *Ésta es la principal vía por la que se contagia el tabaquismo.*

Las estadísticas muestran que las tentaciones más fuertes para recaer son provocadas por las siguientes situaciones. Estáte atento los primeros días para no caer en ellas:

- Cuando estás rodeado de fumadores.
- Cuando bebes alcohol.
- Cuando te aburres.
- Después de comer y tomarte un café.
- Cuando estás nervioso o discutes con alguien.
- En momentos en los que te sientes deprimido.
- Si notas que empiezas a ganar peso.

> Es recomendable que, socialmente, mantengas una distancia respecto del tabaco.

¿QUÉ SON LOS FUMADORES SOCIALES?

En el capítulo sobre la dependencia física descubriste que algunos fumadores «afortunados» no llegan a desarrollar una adicción fuerte a la nicotina, es decir, que aunque sus neuronas entren en contacto repetidas veces con la misma, no tienen la necesidad imperiosa de seguir consumiéndola.

En efecto, por motivos genéticos, no todos los organismos que entran en contacto con la nicotina desarrollan el mismo grado de dependencia física. La mayoría de los que la prueban se hacen adictos, algunos incluso al segundo pitillo, pero otros pocos no desarrollan esta adicción. Son los fumadores de días sueltos o de pequeñas cantidades.

Entonces, si no llegan a generar dependencia física, ¿por qué fuman?

Fuman por dependencia social

Se reúnen en bares, pubs, discotecas... donde ven a muchos fumadores con un pitillo en las manos y con cara de placer. Entonces *imitan* esta actitud. Algunos, incluso, pueden llegar a fumar un paquete cuando salen de copas los sábados y no acordarse del tabaco los días siguientes.

La existencia de los fumadores sociales, sin adicción física, es la prueba más evidente de la presión inconsciente que ejercen los fumadores sobre los no fumadores. Es una prueba de cómo, en nuestra sociedad, son muchos los que todavía relacionan dos conceptos que no tienen nada que ver: fumar y placer, y se engañan pensando: «Cuanto más fumo, más disfruto.» ¡Hasta sus salidas del fin de semana se transforman en una carrera de consumición, tanto de alcohol como de tabaco!

Tan fuerte es la presión social, que algunas personas sólo fuman los fines de semana, ¡hasta un paquete!, y luego entre semana ni se acuerdan del tabaco.

¿ES MALO SER UN FUMADOR SOCIAL?

Es mejor que ser un fumador habitual, pero peor que ser un no fumador.

Algunos fumadores sociales lo son toda la vida. El mayor peligro es que, en épocas de estrés —un cambio de trabajo, problemas afectivos...—, pueden llegar a convertirse en fumadores habituales.

Los fumadores sociales no han desarrollado en sus genes la dependencia física, pero son capaces de consumir grandes cantidades de tabaco únicamente en momentos de ocio o cuando se relacionan con fumadores adictos.

SALUDIO, LA BODA...
Y VUELTA A EMPEZAR

Saludio llevaba varias semanas sin fumar. Cuando le apetecía un pitillo, pensaba en otra cosa. Estaba un poco harto, pero iba tirando.

Hasta que llegó la boda de su hermano. No conocía a nadie que hubiera superado un evento tal sin caer en el fumeteo. «No soportaré tanta presión, me vendré abajo con todo el equipo», pensó.

Todo fue bien hasta el momento de los postres y el café; entonces empezó a no pensar en otra cosa que el cigarrillo. Quería quitárselo de la cabeza a toda costa, pues tenía la impresión de que estaba subiendo una montaña con una carga muy pesada a cuestas; notaba cómo su mente se abstraía y libraba una batalla terrible.

«Puedo hacer hoy una excepción... No, no puedes ni debes. Es demasiado duro..., no, no lo es tanto, no seas exagerado... Se pasará pronto este maldito "mono"... Tal vez tome la decisión en el momento más inoportuno... Nunca será un buen momento, no estoy preparado, ¿pero cuándo se está preparado? Tienes que pasar por esto. Seguro que cuando menos me lo espere se me pasarán las ganas...»

Y sucedió que había bebido un poco más de la cuenta. Miraba de reojo al comensal de la derecha, que no paraba de humear, y ponía cara de querer hacerle cómplice de sus quehaceres. Le parecía vergonzoso contemplar el banquete nicotínico que se estaba pegando su insolidario compañero de mesa, así, sin nada de tacto. «¿Dónde ha quedado la sensibilidad de la gente? A nadie le importa que yo esté sufriendo.»

Cuando llegó la hora de los puros, puritos y cigarrillos, le terminaron convenciendo: «Venga, sólo uno, que el hermano del novio también tiene que celebrarlo.» A Saludio ese cigarro no le gustó especialmente, y pensó que ya estaba curado. «Fumar ya no me gusta.» Y se fumó otro. «Total, ya estoy desenganchado, ¿qué puede pasarme?» Bailó, charló y fumó el resto de la noche. Todo era natural. Al día siguiente se despertó con una sensación que conocía bien: su cuerpo le pedía nicotina: «Soy un fracasado, no sirvo para nada, no podré dejar de fumar nunca... Mi vecino pudo, pero yo no tengo fuerza de voluntad, debo reconocerlo.» Y entonces se compró un cartón de tabaco.

¿Qué podemos hacer para evitar lo que le sucedió a Saludio?

- Si has dejado la adicción hace poco, no olvides tu tratamiento de apoyo.
- Si dejaste el tabaco hace meses y sigues pensando que fumar relaja o es un placer, recuerda que el cigarro es un cebo con un anzuelo dentro.
- Si estás en una reunión social con fumadores, di a

todos varias veces y en alto: «No, gracias, no fumo.»

- Piensa en lo bien que te vas a sentir a partir de ahora y no te olvides de que muchas personas *no fuman y son felices.*

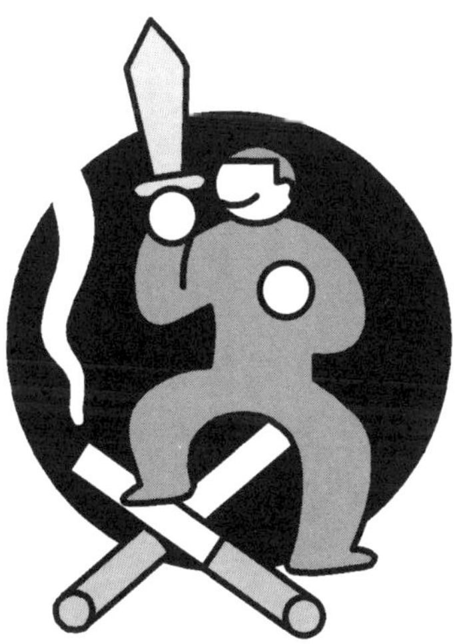

V LAS RECAÍDAS: ¿CÓMO EVITAR VOLVER A FUMAR?

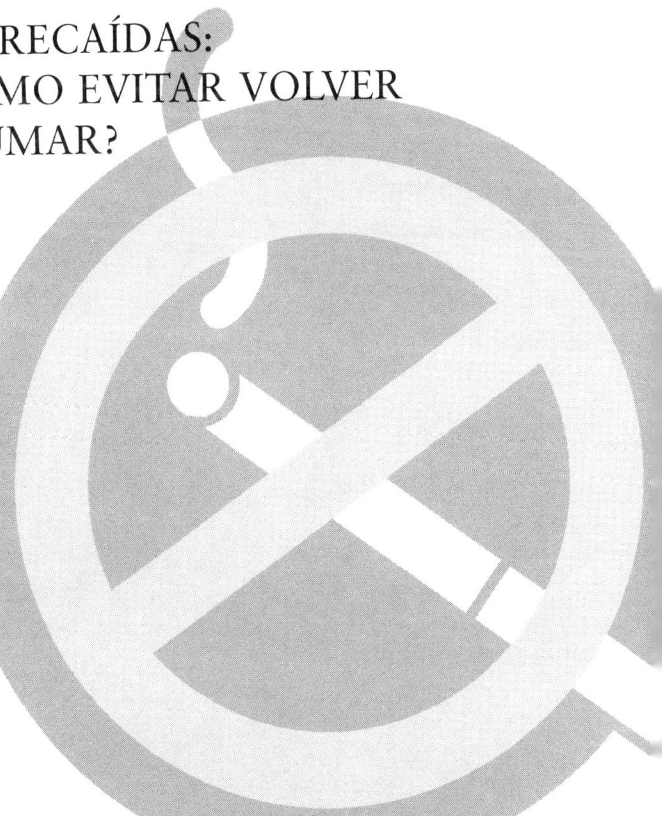

Bueno, ya sabes cómo debes:

- Romper tu adicción física.
- Desmontar tu dependencia psicológica.
- Manejarte socialmente.

Ahora sólo te queda prepararte para las posibles recaídas.

¿QUÉ ES UN EX FUMADOR?

> Un ex fumador es una persona que abandona el tabaquismo y se mantiene sin consumir tabaco durante 1 año.

La mayor parte de las recaídas se producen en los 3 primeros meses después de dejar de fumar, debido a que la mayoría de los fumadores lo intentan sin tratamiento y el síndrome de abstinencia físico hace estragos en ellos. Una vez pasado este periodo de 1 año, y si la decisión de abandonar el tabaco se tomó a plena conciencia, menos del 10 por ciento vuelve a fumar.

Convertirse en un ex fumador es un orgullo. Hasta que lo consigas, debes sentirte muy satisfecho por estar intentándolo, pues aunque una gran mayoría lo desea, se acobarda y finalmente sigue fumando. Llegar a ser un no fumador es un gran disfrute para quien termina por darse cuenta de que ha estado metido en una trampa ridícula.

Dejar de fumar es una de las experiencias más gratificantes que existen. Disfruta de ello cada día. Hincha los pulmones, sonríe y repite: «No, gracias, no fumo, ya salí de la trampa.»

Cuando abandonas la adicción te haces con el control de tu vida. Muchos fumadores reconocen que la sensación que van teniendo a medida que pasan los días sin fumar, les entusiasma y motiva más de lo que esperaban.

¿QUÉ DEBES HACER PARA NO RECAER?

Grábate en tu memoria las siguientes recomendaciones:

1. Has de mantenerte alerta durante el primer año.
2. Ten confianza en tu futuro como no fumador.
3. Cuidado con la idea: «Por uno que fume no pasa nada.»
4. No culpes al abandono del tabaco de ninguno de tus problemas.

1. Has de mantenerte alerta durante el primer año

Se considera que un año, sin *ninguna calada* a un pitillo, es el tiempo necesario para consolidarse como ex fumador. Recuerda que la adicción física se supera en 2-3 meses, pero luego llegan las tentaciones de tipo psicológico.

En este primer año pasarás por muchas situaciones que te recordarán al cigarro: una terraza en la playa, la salida del cine, una reunión familiar... *Pero estas asociaciones mentales que ha generado tu cerebro son fáciles de superar*. Para conseguirlo sólo tienes que recordar lo dicho en el capítulo sobre la adicción psicológica y mantenerte sin fumar para afianzar tu recuperada condición de no fumador.

Muchos ex fumadores dicen que de vez en cuando desean fumar. Es algo que no debe preocuparte, puesto que es normal ya que has convivido con una droga durante varios años. Sin embargo, el viento sopla a favor del abandono definitivo del tabaco.

2. Ten confianza en tu futuro como no fumador

> No lo pasarás mal y, por el contrario, cada día que pase te sentirás mejor.

Muchos ex fumadores se agobian pensando en lo mal que lo van a pasar sin poder fumar dentro de unos meses, aun cuando en el presente estén llevando el asunto bastante bien. Lo que debes es preocuparte del día a día: «¿Cómo me siento *ahora*? Bien, pues mañana me encontraré mejor.»

Nunca debes compararte con aquellas personas que lo han intentado dejar sin tratamiento y han padecido una gran ansiedad. Ni tampoco debes pensar que será igual que las otras veces que tú lo intentaste dejar sin método alguno.

Cada día que pase te sentirás mejor físicamente, porque tu cuerpo empieza a recuperarse, y también psicológicamente, porque tu autoestima sube y sube sin parar.

La adicción que te tenía prisionero va desapareciendo de tu vida. Ya eres una nueva persona. Tienes que recordar esto a cada instante y disfrutar, saborear cada momento que pases sin fumar.

Recuerda que naciste no fumador

Algunos fumadores dicen que dejar de fumar es difícil, pero no lo será tanto cuando miles de personas lo logran cada día. Así que organiza tu plan, busca apoyo y cuéntate entre esos miles.

3. Cuidado con la idea: «Por uno que fume, no pasa nada»

Cuando dejes de fumar, dile NO a la idea de que no pasa nada por fumar un pitillo alguna vez. El Dr. Kleinman, un prestigioso especialista americano en tabaquismo, afirma que el «Por uno, no pasa nada...» resulta el enemigo público número 2, porque es causa de muchas de las recaídas.

Muchos ex fumadores sienten curiosidad por fumarse un único cigarrillo, *sólo uno*, una vez que lo han dejado. Algunos piensan que les ha costado poco abandonar el tabaco y que tienen todo bajo control; otros, más arriesgados, quieren saber cómo llevan el asunto después de un año... Es el caso de Manuel:

> «Sentía curiosidad por dar una calada después de dos años sin probar el tabaco; a fin de cuentas, había sido mi compañero de juventud. ¡Qué ridículo más grande! Los primeros no me supieron a nada y ahora, aquí me ves, liado otra vez con esta porquería.»

> El tabaco debe estar en su sitio natural: el cubo de la basura.

4. No culpes al abandono del tabaco de ninguno de tus problemas

Muchos ex fumadores creen que la culpa de todos sus problemas radica en su abandono del tabaco: «No tenía que haberlo dejado. Todo me va fatal desde entonces»; «Desde que dejé de fumar tengo más problemas en el trabajo»...

A veces no eres tú quien reacciona echando la culpa al tabaco, sino alguien de tu entorno cuando, por ejemplo, estás de mal humor: «Pues para estar así de insoportable, mejor que vuelvas a fumar»; «¿Ves? Eso te pasa por haber dejado de fumar».

Piensa siempre que fumar *no arregla ningún problema*; sólo los crea... y algunos muy serios. Abandonar el tabaquismo solamente tiene consecuencias positivas.

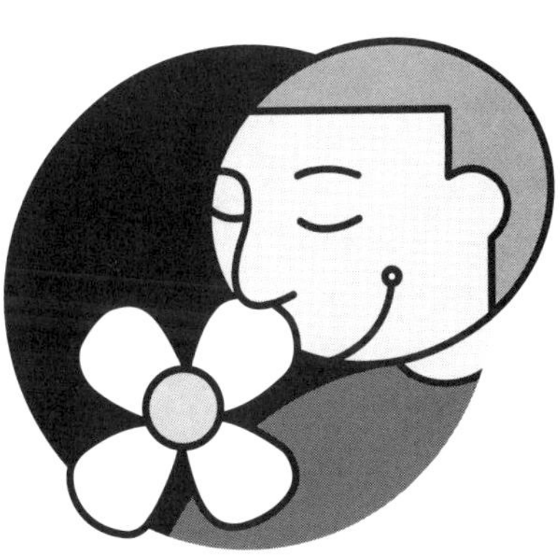

Fumar no soluciona ni arregla ningún problema. Fumar es otro problema más.

¿Y SI RECAES?

Si tropiezas, aprende de ello y, rápidamente, ponte en pie. Dejar de fumar es como aprender a montar en bicicleta: algunos se montan, pedalean y mantienen el equilibrio desde el primer día, pero otros se caen varias veces antes de aprender.

Ciertos investigadores afirman que, sin tratamiento de apoyo, la media de los intentos que se hacen antes de conseguir dejar de fumar definitivamente es de *cuatro* veces.

Igual que el pez que nada contra corriente, cuando decides abandonar el tabaco tienes que luchar contra la adicción de tu cuerpo a la nicotina, la de tu mente al «alivio» del mono y la adicción de los fumadores que te rodean.

Uno de los mayores peligros tras una recaída es que tu mente perfeccionista y autoexigente te haga sentirte fracasado, desesperado y con la autoestima por los suelos. En lugar de infligirte a ti mismo un castigo diciéndote: «Yo no valgo para nada, soy incapaz de dejar de fumar», conviene que pienses y te repitas mensajes positivos: «Enhorabuena, he recaído, ya estoy más cerca de lograrlo»; «Si no es a la primera, será a la segunda»...

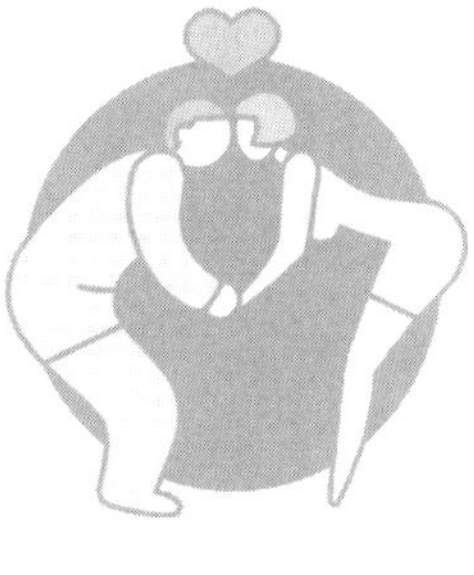

Si recaes, no seas crítico contigo mismo. Piensa que eres un valiente por intentar quitarte de encima la adicción. Intentarlo es ya un éxito.

Considera la recaída como un simple tropiezo o como un peldaño para subir más alto. Sacarás partido de la situación y te dará coraje para no reincidir en el futuro.

Recuerda que, en la carrera de la vida, el ganador no es el que sabe mucho, sino el que siempre *sigue aprendiendo*.

Nunca tengas pánico a recaer. Algunos fumadores necesitan más de un intento antes de abandonar para siempre el tabaco. Lo importante es que planifiques bien el tratamiento.

Para ayudarte a prevenir las recaídas, te presento a continuación algunas de las «causas» más habituales que aducen los fumadores:

- *Paloma D.:* «Me cambié de casa y con la mudanza empecé a fumar.»
- *Margarita B.:* «En una fiesta había muchos fumadores que, por educación, me ofrecían tabaco sin parar y, claro, yo...»
- *Cristina F.:* «Recaí después de discutir con mi jefe.»

- *Javier L.:* «Estaba aburrido y me puse a fumar.»
- *Maribel F.:* «Tenía tanto estrés que tuve que fumar.»
- *Manolo L.:* «Volví a fumar para bajar de peso, me estaba poniendo como un oso.»

A todas estas personas se les preguntó, tras la recaída, si el volver a fumar les había ayudado en algo. La respuesta fue *negativa* en todos los casos: por supuesto la mudanza ya había pasado y ya estaba en la nueva casa; la ansiedad no se había ido una vez acabada la fiesta; las discusiones con el jefe eran tan habituales como antes; se seguía aburriendo aun cuando fumaba; el estrés no desaparecía porque no había desaparecido la causa; y el peso no bajaba porque no hubo dieta ni ejercicio físico.

Conclusión: todos habían recaído buscando una «ayuda» que llegó en forma de desgracia.

Piensa que volver a fumar no mejorará ningún aspecto de tu vida. El tabaco nunca te aportará nada positivo.

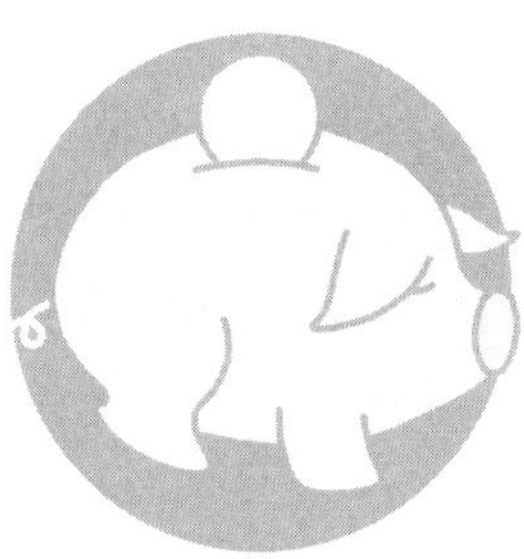

PARA TERMINAR, UN CUENTO: «EL NEGOCIO DEL TABACO»

Tabaquero se había reunido con su equipo de consejeros. Llevaba algún tiempo preocupado porque su negocio de esclavos corría serio peligro: la opinión pública empezaba a considerar que la esclavitud era algo inhumano que había que abolir.

«Ahora les ha dado por decir que todo es malo y piensan que la esclavitud es de lo peor. ¿Y las guerras y el hambre, nadie dice nada? ¿Acaso creen que matamos de hambre a los esclavos? En absoluto, están muy equivocados: los alimentamos bien para que trabajen duro en los quehaceres que la mayoría detesta y a un coste muy rentable para la economía de la nación. En fin, como se ha puesto de moda que la esclavitud es malísima, nos van a fastidiar el negocio. Hay que pensar en una alternativa empresarial.»

De esto, precisamente, es de lo que Tabaquero quería discutir con sus consejeros. Si su negocio de esclavos corría peligro, tenían que inventar uno nuevo que lo sustituyera.

Su primer paso había sido confeccionar una lista de requisitos que debía cumplir el nuevo producto. Entregó a cada uno de sus consejeros una copia para que les sirviera de inspiración:

1. Ha de ser barato y de uso diario, es decir, que no obligue a grandes desembolsos ni suponga un gasto considerable a medio plazo.
2. Aunque sea nocivo, que se siga consumiendo; para ello hay que convencer a los consumidores y a los gobiernos de que les va a compensar la compra.
3. No es necesario que satisfaga ninguna necesidad, pero debe hacer creer a los compradores que su consumo sí las cubre y que, además, se adapta a los deseos y necesidades individuales: producirá placer a quien busque placer, estimulación a los que no se concentran, relajación a las personas tensas, arrojo a los tímidos y distracción a los aburridos.
4. Los efectos más nocivos derivados de su consumo sólo se revelarán mucho tiempo después; pero no quedará muy clara la relación entre tales efectos perjudiciales y nuestro producto.

5. Su consumo se extenderá como la pólvora y se llevará a cabo en lugares públicos, para así inducir a otros a hacer lo mismo.

Una vez acabada la lectura de esta lista de requisitos, a uno de los consejeros se le ocurrió una brillante idea: «Podemos vender un producto que lleve en su elaboración una droga.»

La idea fue aplaudida por todos menos por un consejero, que alegó que eso era imposible dado que las drogas tenían muy mala fama y sería complicado introducirlas en el mercado.

«¡Ya está! ¿Por qué no diseñamos un producto que contenga una *droga camuflada* cuyas propiedades hagan creer al consumidor que son las responsables de las ventajosas cualidades del producto? Es decir, que aquel que lo consuma no sea consciente de que lo hace por el efecto de una droga, así cada persona se explicará su consumo por una razón distinta.»

Parece que el equipo se estaba acercando a su objetivo. Cada uno comenzó a investigar por su lado los diferentes componentes químicos. Encontraron uno al que llamaron «nicotina» y descubrieron que su único efecto era poner nervioso al que la ingería; se alegraron mucho cuando comprobaron que, tras consumirlo durante varias semanas, producía irritabilidad y ansiedad si se dejaba de administrar bruscamente. Y, para colmo, que éstas solamente desaparecían cuando se volvía a administrar de nuevo la nicotina.

Comenzaron a suministrar esta sustancia de forma experimental y uno de los consejeros sugirió al resto: «¿Y si le dijéramos a nuestro sujeto que esta droga le relaja, le hace sentirse mejor y le ayuda a controlar el estrés? Posiblemente no caerá en que si no le hubiéramos administrado la droga, no tendría necesidad de ella para relajarse. De esta manera, cada vez que esté nervioso recurrirá a esta droga, pues le será imposible distinguir entre la ansiedad generada por no tener la droga y la ansiedad causada por otros motivos. Creo que hemos dado con uno de los productos más rentables de la historia.»

Y la droga se empezó a comercializar en cápsulas. Se preocuparon cuando vieron que tardaba mucho en hacer efecto y los consumidores se olvidaban de que la acción calmante se debía a la pastilla y, por ejemplo, se la atribuían a los buenos momentos pasados con los amigos. De esta manera no obtenían muchas ventas.

Tenían que pensar cómo hacer para que la nueva droga tuviera un efecto inmediato, para que no hubiera dudas sobre sus «cualidades». Y se dieron cuenta de que, inhalada a través de los pulmones, tardaba en llegar al cerebro unos irrisorios ¡7 segundos! Entonces decidieron mezclarla con hierbas que se pudieran quemar y, tras varias pruebas de diseños, crearon un canuto al que le pusieron de nombre «tabaco», en honor del responsable del invento.

El negocio funcionó y funcionó tanto que desbordó las previsiones más optimistas debido a dos factores inesperados que impulsaron la difusión y venta de esta nueva adicción:

1. Curiosamente, los propios consumidores se convertían en «vendedores» del producto. Algunos ponían cara de placer cuando fumaban y los no fumadores pensaban que se estaban perdiendo algo

bueno; otros directamente incitaban al consumo: «Toma, hombre, fuma, échate un cigarrito, ya verás qué bien te sienta.»

2. Nadie cuestionó las propiedades mágicas que el vendedor atribuía a su producto; ni los particulares ni los medios de comunicación. Estos últimos también estaban enganchados y, además, aumentaron sus beneficios gracias a la publicidad pagada que del nuevo producto se estaba haciendo.

El negoció llegó a ser tan rentable, que hasta los gobiernos decidieron beneficiarse: algunos monopolizaron el negocio y otros cobraron elevadísimos impuestos.

Con el paso de los años, el invento mejoró: se añadieron aromas para despistar al fumador y que creyera que fumaba gracias a ellos, cuando en realidad sólo estaba disfrutando del alivio del malestar por la falta de nicotina.

Para reducir costes de producción y aumentar rápidamente los beneficios se pensó en eliminar la nicotina. El resultado fue curioso, porque los fumadores del tabaco sin nicotina no notaban ningún efecto al fumar y decían que ya no tenían ganas de hacerlo. En realidad sólo les faltaba la nicotina.

Entonces Tabaquero se dio cuenta de la perfección de su invento. Todo el mundo fumaba porque necesitaba nicotina, pero creían que fumaban porque les apetecía el cigarro. Pensaban que los aromas eran los responsables de la adicción y les gustaba sentirlos. Llegaron a creer que fumaban porque querían fumar, y por eso seguían haciéndolo. No eran conscientes de que necesitaban el cigarro.

Varios años más tarde se dejaron ver los efectos nocivos de la nicotina y muchos intentaron dejar de fumar. Algunos consiguieron estar varios meses sin dar una calada: dejaron de ser adictos a la nicotina, pero como ellos creían que habían fumado por el placer de fumar, y los placeres se suelen echar de menos cuando no los experimentas, volvieron a consumir tabaco. Al principio no les gustaron los nuevos cigarros, ya que sabían mal; pero la nicotina actuó rápido y consiguieron finalmente «disfrutar de fumar» como unos meses atrás. Y recayeron. De nuevo se hicieron adictos a la nicotina sin saber que era ella la socia poderosa del cigarro.

Tabaquero y sus consejeros se sorprendieron. Habían creado un producto muy rentable y adictivo que se consumiría de por vida porque *manejaba la voluntad* de las personas, que ingenuamente pensaban que fumaban porque les gustaba. Sólo tenía un pequeño inconveniente: arruinaba lentamente la vida de los consumidores. Pero... ¿a quién le importa eso?

RESUMEN FINAL

- El tabaquismo es la adicción a la nicotina.
- Fumar no da placer ni relaja, aunque lo parezca.
- La sociedad no te defiende de esta epidemia.
- Miles de personas dejan de fumar cada día.

Plan para dejar de fumar:
- Utiliza un tratamiento de apoyo durante las primeras semanas.
- Piensa que fumar te alivia el «mono» y no fantasees con que el tabaco te relaja, te da placer o te gusta. Cebo con anzuelo.
- Socialmente, mantén la distancia de seguridad con el tabaco, diciendo siempre: «No, gracias, no fumo.»

Cuando hayas dejado de fumar:
Disfruta pensando que TÚ has salido de una trampa que atrapa a millones de personas, quitándoles esperanza de vida, salud y dinero a cambio de nada.

Ahora ya estás preparado para dejar de fumar. Te felicito de nuevo por tu decisión. Si quieres confiar en nuestro método y en un equipo que te apoyará y garantizará el éxito, puedes llamarnos a los teléfonos 91 431 29 14 y 91 431 39 57 o, si eres internauta, consultar nuestra web *www.tabacout.com*

La dirección de nuestra clínica es: O'Donnell, 4, 1º 10. 28009 Madrid.

Y un último favor: recomienda la lectura de este libro si te ha gustado y ayúdame con tu opinión; dime qué capítulos te han gustado más, qué elementos te han ayudado a tomar o mantener la decisión de dejar de fumar y, también, puedes enviarme tus sugerencias a *info@tabacout.com* o al fax 91 431 39 57.

Siempre me tienes a tu lado.

DR. MIGUEL DE LA PEÑA